Elektrodiagnostik in der Ophthalmologie

Springer
Berlin
Heidelberg
New York
Barcelona
Budapest
Hongkong
London
Mailand
Paris
Santa Clara
Singapur
Tokio

E. Alexandridis H. Krastel

Elektrodiagnostik in der Ophthalmologie

Ein Kompendium für den Augenarzt

2., völlig überarbeitete und aktualisierte Auflage

Mit 64 Abbildungen in 113 Einzeldarstellungen

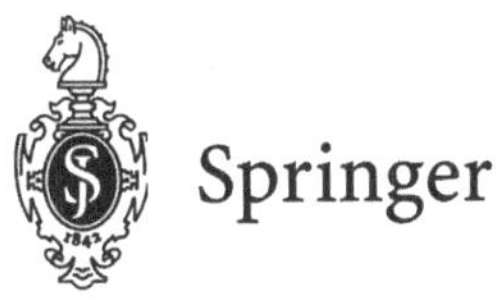

Springer

Professor em. Dr. med. EVANGELOS ALEXANDRIDIS
Früherer Ärztlicher Direktor der Abteilung
für klinische experimentelle Augenheilkunde
der Universitäts-Augenklinik
Im Neuenheimer Feld 400, D-69121 Heidelberg

Professor Dr. med. HERMANN KRASTEL
Universitäts-Augenklinik
Im Neuenheimer Feld 400, D-69121 Heidelberg

ISBN-13: 978-3-642-64564-8 e-ISBN-13: 978-3-642-60810-0
DOI: 10.1007/978-3-642-60810-0

Die Deutsche Bibliothek – CIP-Einheitsaufnahme
Alexandridis, Evangelos:
Elektrodiagnostik in der Ophthalmologie: ein Kompendium für den Augenarzt/Evangelos Alexandridis; Hermann Krastel. – 2., völlig überarb. und aktualisierte Aufl. – Berlin; Heidelberg; New York; Barcelona; Budapest; Hongkong; London; Mailand; Paris; Santa Clara; Singapur; Tokio: Springer, 1997

Softcover reprint of the hardcover 1st edition 1997

Umschlaggestaltung: de'blik, Konzept und Gestaltung, 10435 Berlin
Satz: Fotosatz-Service Köhler OHG, 97084 Würzburg

SPIN: 10529886 26/3134 – 5 4 3 2 1 0 – Gedruckt auf säurefreiem Papier

Vorwort zur 2. Auflage

Die zweite Auflage dieses Buches ist eine komplette Neugestaltung. Alle Kapitel wurden überarbeitet, viele völlig neu geschrieben. Die aktuelle Technologie der Potentialableitung und der rechnergestützten Signalverarbeitung wurde berücksichtigt. Kapitel über Phaenokopien der RP, über tumorassoziierte Retinopathien und Fundustumoren kamen hinzu. Damit wurde der außerordentlich vielfältigen methodischen Entwicklung auf dem Gebiet der Messung visueller Elektropotentiale in den letzten 10 Jahren und der Erschließung neuer Gebiete bei der Anwendung der ophthalmologischen Elektrodiagnostik Rechnung getragen.

Die Einbeziehung der Elektrodiagnostik zur Früherkennung und Differentialdiagnose verschiedener Funduserkrankungen in der Praxis des niedergelassenen Augenartzes hat in den letzten Jahren spürbar zugenommen. Dem dadurch gestiegenen Bedarf an einem Kompendium – Leitfaden bei der Indikationsstellung zur Anwendung der Methode und bei der Befundinterpretation – zu entsprechen, ist das Hauptziel dieser Auflage. Dabei finden die ISCEV-Empfehlungen (International Society of Clinical Electrophysiology of Vision) zur Standarisierung der Routineuntersuchungen besondere Beachtung.

Frau Petra Weimer danken wir für ihre stets bereite Hilfe bei der Zusammenstellung der Befunde, dem Verlag danken wir für die reibungslose Zusammenarbeit und Berücksichtigung aller unserer Wünsche.

Heidelberg, Sommer 1997

E. Alexandridis
H. Krastel

Vorwort zur 2. Auflage

Vorwort zur 1. Auflage

Mit diesem Buch wollen wir dem Augenarzt in Weiterbildung und Praxis einen Leitfaden für den Einsatz der ophthalmologischen Elektrodiagnostik an die Hand geben.

Zwei Gruppen von Fragen sollten beantwortet werden:

1. bei welchen Anlässen soll man Patienten der ophthalmologischen Elektrodiagnostik zuführen?
2. welche diagnostischen Aussagen können erwartet werden?

Wir haben deshalb die technischen Modalitäten der Elektrodiagnostik nur kurz abgehandelt. Das Hauptgewicht der Darstellung liegt auf den praktisch relevanten elektroophthalmologischen Befunden in ihrem Zusammenhang mit den klinischen Daten und mit der Topographie und Natur der Schadensprozesse. Wir meinen, daß auch dem vorwiegend nutzungsorientierten Leser besserer Zugang zu den ihn beschäftigenden Fragen geboten wird, wenn die Darstellung ein Stück Kausalkette sichtbar macht.

Zur Erarbeitung des jetzt vorliegenden elektroophthalmologischen Erfahrungsschatzes sind seit den grundlegenden Untersuchungen von Granit, Karpe und Adrian eine sehr große Zahl experimenteller und klinischer Studien notwendig gewesen, die in zahlreichen Labors inner- und außerhalb Europas erbracht wurden. Lebendiger Ausdruck dieser weltweiten Aktivitäten sind die jährlichen Treffen der ISCEV, der Internationalen Gesellschaft für Elektrophysiologie des Sehens.

Die Sitzungsberichte des ISCEV, jetzt in Form von Periodica (Documenta ophthalmologica) sind wichtigste Quellen weiterführender Literatur, ebenso wie eine Reihe von Übersichtsarbeiten und Monographien, die dem Literaturverzeichnis vorangestellt sind. Die Anzahl der zitierten Originalarbeiten mußte begrenzt werden, um die Lesbarkeit des Buches als klinischen Leitfaden zu erhalten. In dieser klinischen Ausrichtung sehen wir das Buch auch in der Tradition der „Elektroretinografie“ von

W. Straub, die hiermit jetzt nach 25 Jahren einen Nachfolger im deutschen Sprachraum erhält.

Nicht nur in Deutschland hat die ophthalmologische Elektrodiagnostik in besonderer Weise durch die Arbeiten im Kerckhoff Institut, Bad Nauheim, unter E. Dodt Profil und Verbreitung gewonnen. Dieser Linie fühlen wir uns auch verbunden.

Die Arbeitsrichtung der Heidelberger Klinik unter W. Jaeger hat es schließlich ermöglicht, zahlreiche Erfahrungen auf dem Gebiet der Elektrodiagnostik hereditärer Augenleiden zusammenzutragen, die eine der Grundlagen unseres Buches bilden.

Unser Dank gilt auch den Kollegen, durch deren Zuweisung von Patienten wir vielfältige Erfahrungen sammelten, und er gilt auch Frau Ulrike Schibel für die Zeichnungen, Frau Elisabeth Vorreuther für die Photographien, Frau Ingeborg Hungerbühler und Frau Sabine Pfisterer für das Schreiben der Manuskripte und nicht zuletzt dem Springer-Verlag und dessen Mitarbeitern für ihre Mühen bei der Herstellung des Buches.

Heidelberg, Sommer 1986

E. ALEXANDRIDIS
H. KRASTEL

Inhaltsverzeichnis

Teil A: Zur Physiologie und Untersuchungsmethodik der visuellen Elektropotentiale

Teil A:
Physiologie und Untersuchungsmethodik der visuellen Elektropotentiale

KAPITEL 1

Einleitung

Die ophthalmologische Elektrodiagnostik ist nicht mehr die alleinige Domäne von großen regionalen Zentren. Die Einbeziehung der elektroophthalmologischen Befunde bei der Diagnose der Funduserkrankungen in der Praxis niedergelassener Augenärzte hat in den letzten Jahren spürbar zugenommen, nicht zuletzt deswegen, weil sich das Bild eines klassischen elektrodiagnostischen Labors – im Zeitalter der Elektronik und des Computers – gewandelt hat. Die Apparaturen sind erheblich kleiner, in der Bedienung einfacher und erschwinglicher geworden.

Trotz technischen Fortschritts und Vereinfachung braucht man jedoch für die Beurteilung elektroophthalmologischer Befunde klinische und elektrophysiologische Erfahrung sowie Vertrautheit mit der Vielfalt und der Aussagekraft der Untersuchungsmethoden.

In der täglichen ophthalmologischen Diagnostik in Klinik und Praxis werden routinemäßig eingesetzt:

- das Licht- oder Helligkeits-Elektroretinogramm (*H-ERG*),
- das Elektrookulogramm (*EOG*),
- das musterevozierte visuelle kortikale Potential (*M-VEP* oder *M-VECP*).

Seltener zur Anwendung gelangen:

- die oszillatorischen Potentiale des Helligkeits-ERG (*OP*),
- das Muster-Elektroretinogramm (*M-ERG*),
- das blitz- oder helligkeitsevozierte kortikale Potential (*H-VEP* oder *H-VECP*).

Im Stadium der klinischen Erprobung befinden sich:

- das lokale Elektroretinogramm der Makula und
- das farbmusterevozierte kortikale Potential.

Im experimentellen Bereich sind bisher verblieben:

- das Gleichspannungs-ERG mit der c-Welle,
- das frühe Rezeptorpotential („early receptor potential", *ERP*),
- die skotopische Schwellenantwort.

1.1 Zur Aussagekraft der elektroophthalmologischen Befunde

• Notwendige Kombination mehrerer elektrophysiologischer Methoden

Das Herausgreifen nur einer einzelnen elektroophthalmologischen Methode bedeutet eine einschneidende Begrenzung diagnostischer Aussagemöglichkeiten. Die oben erwähnten Routinemethoden bilden nicht Alternativen, sondern ergänzen sich. Nicht selten muß die Diagnose durch Vergleich bzw. durch Kombination mehrerer Methoden erarbeitet werden. Zwei Beispiele mögen dies verdeutlichen.

Die Unterscheidung zwischen kongenitaler stationärer Nachtblindheit (*CSNB*) und Retinitis pigmentosa (*RP*) kann in der Frühphase der RP schwer fallen, wenn eindeutige Zeichen am Fundus noch fehlen und eine Schwellenperimetrie evtl. noch kein typisches Defektmuster ergibt. In der Frühphase der RP kann auch das ERG dem der CSNB sehr ähnlich sein. Ein normales EOG stützt dann die Diagnose der CSNB.

Das Bild der *Schießscheibenmakulopathie* ist mehrdeutig. Für die Unterscheidung der zugrundeliegenden Krankheitsbilder müssen die Resultate der verschiedenen elektrodiagnostischen Methoden und der klinische Befund bewertet werden:

- Bei Zapfendystrophie ist das EOG langfristig normal, das photopische (Zapfen-)H-ERG ist früh pathologisch, in der Regel *vor* Auftreten ophthalmoskopisch faßbarer Makulabefunde.
- Bei M. Stargardt ist das H-ERG im skotopischen (Stäbchen-) und im photopischen (Zapfen-)Teil langfristig normal, auch wenn bereits ophthalmoskopisch charakteristische Veränderungen des hinteren Pols erkennbar sind. Das EOG wird mit beginnender Beteiligung der Peripherie pathologisch.
- Zum Monitoring auf Chloroquinretinopathie werden EOG und H-ERG herangezogen, doch finden sich Beobachtungen normaler elektrophy-

siologischer Befunde trotz bereits manifester Schießscheibenmakula, so daß für die Früherfassung auch psychophysische Funktionsproben anzuraten sind (statische Perimetrie, Rot-Perimetrie, Farbsinn).

• Deutung der Befunde nur im klinischen Zusammenhang

Der entscheidende diagnostische Schritt wird mittels Beurteilung verschiedener elektroophthalmologischer Methoden unter Einbeziehung klinischer Befunde erzielt. Anders als z. B. beim EKG können die Befunde der ophthalmologischen Elektrodiagnostik nicht isoliert betrachtet werden. Auch dem in der Elektrodiagnostik bestens geschulten Augenarzt wird es kaum gelingen, allein aufgrund der registrierten Potentialkurven Diagnosen zu stellen. Nur im Kontext mit der Anamnese, mit dem klinischen okulären bzw. extraokulären (z. B. bei Stoffwechselerkrankungen) Befund können die Potentialmessungen relevante Beiträge zur Diagnostik bilden.

• Quellen der Elektropotentiale und Befundinterpretation

Eine wesentliche Hilfe zur Deutung der Registrierungen ist die Kenntnis der Störungslokalisation in den verschiedenen Schichten des Augenhintergrunds. Da die verschiedenen, zur Routineuntersuchung herangezogenen Potentiale, ihre Quellen in unterschiedlichen Fundusschichten haben, kann man auf die erkrankte Schicht und damit auf die mögliche Diagnose schließen. Ein Beispiel: Zum Ausbleiben des Lichtanstiegs im EOG führt die Atrophie des Pigmentepithels (tapetoretinale Degenerationen u. a.) oder die Lipofuszinansammlung in der Pigmentepithelschicht (vitelliforme Makuladegeneration, Stargardt-Makuladegeneration mit Flavimakulatusfleckung). Das pathologische EOG macht hier lediglich die Aussage, daß eine Störung in der Pigmentepithelschicht vorliegt.

• Objektivierung der Sehfunktion

ERG und EOG bieten kein direktes Korrelat der Ergebnisse subjektiver Funktionsproben wie Gesichtsfeld, Dunkeladaptation, Farbsinn oder Kontrastempfindlichkeit. Insbesondere können weder H-ERG noch M-ERG, noch EOG als objektives Maß des Visus herangezogen werden. Das M-VEP stellt hier eine gewisse Ausnahme dar, weil es die Funktion nur der zentralen Gesichtsfeldareale widergibt, weil nur optisch und sensorisch aufgelöste Muster einen wirksamen Stimulus darstellen und weil das gesamte visuelle System - von der Abbildung durch die Medien über die Rezeption, Signalverarbeitung und Erregungsleitung - das Resultat der M-VEP-Registrierung beeinflußt.

Ein H-ERG, welches unter der Erfassungsschwelle der Methode liegt, ist ohne weiteres mit einer Sehschärfe von 1,0 vereinbar (z.B. bei RP), jedoch nicht mit einer intakten Dunkeladaptation oder einem freien Gesichtsfeld. Dies ist gut verständlich, da für die Sehschärfe nur die Fovea verantwortlich ist, während die okulären Elektropotentiale, jedenfalls bei der typischen Stimulation mit diffusem Licht, Summenantworten des gesamten Augenhintergrunds darstellen.

Umgekehrt können Schäden in der aufsteigenden Sehbahn, im N. opticus und weiter zentral die Sehschärfe beeinflussen, jedoch nicht das Licht-ERG. Auch Medientrübungen bewirken leicht eine Sehschärfenreduktion, dagegen nur ganz selten, bei extrem starker Lichtabsorption, eine Reduktion des Licht-ERG.

• Zeitpunkt der ophthalmologischen Elektrodiagnostik

Auch der Zeitpunkt der elektrodiagnostischen Untersuchung kann für das Ergebnis und dessen Interpretation entscheidend sein. Zum Beispiel ist es nicht sinnvoll, unmittelbar nach einer Contusio bulbi, die zur Trübung der Medien führt, mit Hilfe eines ERG oder eines EOG eine Netzhautablösung ausschließen zu wollen. Allein durch das Trauma werden Potentiale ohnehin erheblich gestört sein. Bei Neugeborenen, Säuglingen und Kleinkindern bedingen Reifungsvorgänge, daß die ERG-Amplituden sich erst in 2–6 Monaten, die VEP-Amplituden in 1–2 Jahren ausbilden. Wegen individuell unterschiedlicher Reifungszeiten bietet in dieser Zeit nur das Vorhandensein, nicht das Fehlen der Elektroantworten zuverlässige diagnostische Informationen.

• Erstellung der Normwerte

Vor Einführung einer Methode der visuellen Elektrodiagnostik als Routineuntersuchung ist die Erstellung der Normwerte der eigenen

Untersuchungsanordnung unabdingbar. Die Qualität und die Quantität der Lichtreize, die Registrierbedingungen u. a. können so variieren, daß die Vergleichbarkeit der Befunde von Labor zu Labor ohne Kenntnis von Normwerten der eigenen Untersuchungsanordnung nicht gewährleistet ist. Gelegentlich fallen Fehler, die sich in die Stimulations- oder Registrieranordnung eingeschlichen haben, auch erst beim Vergleich aktueller Resultate mit den früher ermittelten Normwerten auf. In diesem Rahmen muß man auch Normwerte für Altersgruppen erstellen. Es ist evident, daß dem Fortschreiten des Alters neurale Veränderungen folgen, die sowohl die subjektiv als auch die objektiv gemessene Wahrnehmungsfunktion beinflussen. Mit zunehmendem Alter vermehrt sich z. B. im retinalen Pigmentepithel das Lipofuszin, das letzlich zum allmählichen Absterben der Photorezeptoren führt (Dorey et al. 1989).

Die ISCEV (International Society of Clinical Electrophysiology of Vision) empfiehlt, auch bei Verwendung der von ihr definierten Standarduntersuchungsprotokolle die Erstellung eigener Normwerte für jedes Labor bzw. jeden elektrophysiologischen Meßplatz. Wir schließen uns dieser Empfehlung an und raten zur Erstellung von Normwerten für verschiedene Altersgruppen, z. B. 5–29, 30–49, 50–69 sowie 70 und mehr Jahre.

Fazit

- Keine isolierte Elektrodiagnostik ohne klinische Befunde; keine Begrenzung auf eine einzelne elektroophthalmologische Methode. Eine Beurteilung der Elektropotentiale ist nur im Kontext von Anamnese, subjektiven Funktionsergebnissen und klinischem Befund möglich. Die Kenntnis der Quellenstrukturen und der Schadenslokalisation sind der Schlüssel zum Verständnis und zur Diagnostik der Funduserkrankungen.
- Die Objektivierung der Sehfunktion mit Hilfe der Elektrodiagnostik ist begrenzt möglich.
- Für jedes Labor ist die Erstellung von Normwerten unabdingbar.

KAPITEL 2

Retinale Potentiale

2.1 Das klinische Licht- oder Helligkeits-Elektroretinogramm (H-ERG)

Im ERG unterscheidet man Licht-(Helligkeits-) von Muster-(Kontrast-) Antworten. Die klassische Registrierung des H-ERG besteht in der Erfassung der phasischen, elektrischen Antwort der Netzhaut auf kurzdauernde Ganzfeldreize niedriger oder hoher Intensität bei Dunkel- und bei Helladaptation: skotopisches (Stäbchen-)ERG und Maximalantwort des Stäbchen-Zapfen-Systems (Mischantwort) bei Dunkeladaptation, photopisches (Zapfen-)ERG bei Helladaptation. Während der Dunkeladaptation können verständlicherweise nur Einzelreize dargeboten werden, Flimmerreize bewirken obligat eine Helladaptation.

Das Licht-ERG ist eine komplexe elektrische Antwort. Sie umfaßt die Summe der Aktivität der gereizten retinalen Rezeptoren sowie der nachgeschalteten intraretinalen Neurone, jedoch unter Ausschluß der Optikusganglienzellen. Größe, Form und Entstehungszeit der verschiedenen ERG-Wellen sind von der Intensität, der Wellenlänge, der Darbietungszeit sowie vom Adaptationszustand der Netzhaut abhängig. Mit Hilfe zweckmäßig formulierter Reiz- und Adaptationsbedingungen ist es möglich, Funktionsmerkmale der Netzhaut zu untersuchen und z.B. den Dämmerungsapparat im ERG und den Tagesapparat getrennt zu prüfen.

Nach kurzer Belichtung eines dunkeladaptierten Auges mit weit überschwelligem Licht registriert man das typische H-ERG als phasische elektrische Antwort der Netzhaut, 2 einander folgende und sich z.T. überlagernde Potentiale:

- die kornea-negative a-Welle und
- die kornea-positive b-Welle (Abb. 1).

Die a-Welle entsteht in den Rezeptoren, die b-Welle im postrezeptoralen Netzwerk, insbesondere in der inneren Körnerschicht. Die Ganglienzell-

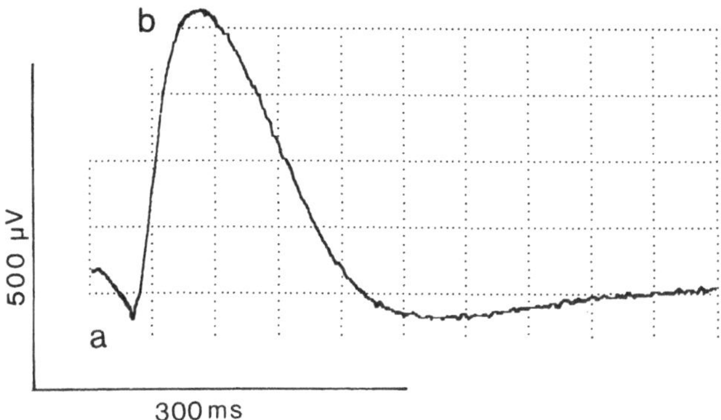

Abb. 1. Lichtelektroretinogramm des dunkeladaptierten menschlichen Auges. Reizdauer 30 ms, Reizintensität 10 cd/m²

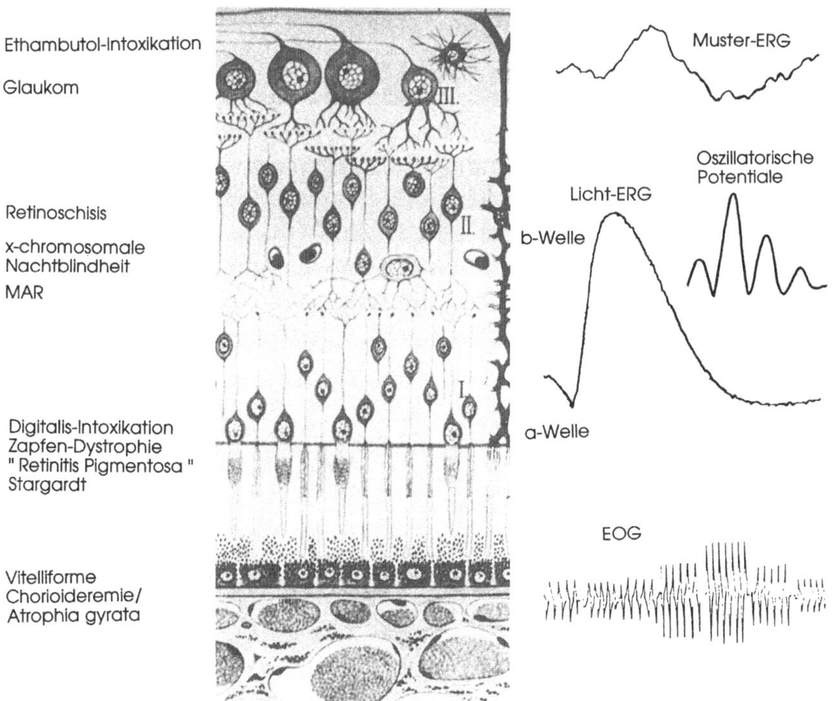

Abb. 2. Schadensort und Elektropotential in Abhängigkeit von der Fundusschicht

schicht der Netzhaut ist bei der Entstehung des Lichtelektroretinogramms nicht beteiligt (Abb. 2).

Die b-Welle kann sowohl von den Stäbchen als auch von den Zapfen induziert werden. Die zapfeninduzierte (photopische) b-Welle hat einen rascheren Zeitgang als die stäbcheninduzierte (skotopische) b-Welle. Wegen der Breite der Signale und der überwiegenden Amplitude der stäbcheninduzierten b-Welle überlagern sich jedoch beide b-Wellen bei Dunkeladaptation unter den meisten Reizbedingungen (Mischantwort).

2.1.1 Vom photochemischen Primärprozeß zum ERG

• Phototransduktion

Durch den dioptrischen Apparat wird der Netzhaut Energie in Form von Lichtquanten zugeführt. In den Photorezeptoren erfolgt die Umsetzung in elektrochemische Signale. Den Quanteneinfang in den Rezeptoren leisten Photopigmente. Diese photolabilen Pigmente, der Stäbchensehstoff Rhodopsin und die 3 Zapfensehstoffe, sind als Membranproteine in den Scheibchen der Rezeptoraußensegmente angeordnet. Sie bestehen aus einem Eiweiß, dem Opsin, dessen spezifische Aminosäuresequenz über die Wellenlängenempfindlichkeit entscheidet, und aus der funktionellen Gruppe, dem Retinal, welches bei Quantenzufuhr seine sterische Konfiguration von der 11-cis- in die all-trans-Form ändert.

Die quanteninduzierte Stereoisomerisation des Retinals startet einen enzymatischen Kaskadenprozeß im Außensegment, welcher das ursprüngliche, niedergenetische Ereignis der Quantenabsorption erheblich verstärkt. Das elektrische Äquivalent dieser Vorgänge kann als ERP („early receptor potential“, frühes Rezeptorpotential) unter besonderen Bedingungen (s. Abschn. 2.1.2) gemessen werden. Die von der Quantenabsorption angestoßene Enzymkaskade mündet über die Phosphodiesterase (PDE), zyklisches Guanosinmonophosphat (cGMP) und Transduzin schießlich in einem Schluß von Ionenkanälen der Membran des Rezeptoraußensegments und bewirkt die Enstehung der a-Welle des ERG (Puch et al. 1986, Kaupp et al. 1986, Baylor 1987, Yau 1994).

• Entstehung der a-Welle des ERG

Im Zytoplasma des unbelichteten Rezeptors fließen Ionen vom Außen- zum Innensegment. Dort werden sie von der Na-, K-aktivierten ATPase durch die Zellmembran gepumpt. Im Interzellulärraum fließen die Ladungen zum Außensegment zurück und treten durch die dortigen Ionenkanäle wieder in den Rezeptor ein: dieser Kreislauf ist der „Dunkelstrom". Der Dunkelstrom wird durch den lichtinduzierten Kanalschluß im Außensegment unterbrochen. Da die ATPase weiterpumpt, kommt es zur verstärkten Negativität im Rezeptor. Diese Membranhyperpolarisation wird als a-Welle im klinischen ERG erfaßt.

Die Hyperpolarisation verändert die Transmitterfreisetzung am Fuß des Rezeptors, welcher so die Information über das Ausmaß seiner Belichtung den übrigen Neuronen der Netzhaut zur Verarbeitung weitergibt.

Entstehung der b-Welle

Die b-Welle, die als kornea-positive Auslenkung der kornea-negativen a-Welle folgt, ist ein komplexes Potential, zu dessen Entstehung die bipolaren Zellen und die Müller-Zellen, aber auch weitere Strukturen aus den Kaskaden der stäbchen- und zapfeninduzierten Signale durch die Netzhaut beitragen. Für die Entstehung der b-Welle im ERG ist die Entstehung der a-Welle Voraussetzung. Umgekehrt lassen isolierte Läsionen der inneren Netzhautschichten die a-Welle unbeinflußt. Die b-Welle ist sowohl ein neuronales Potential als auch eine Gliaantwort. Sie signalisiert nicht nur Erregungsleitung und retinale Bildverarbeitung. Lichtinduzierte Änderungen der extrazellulären Kaliumkonzentration induzieren auch einen Stromfluß durch die Müller-Stützzellen. Es wird angenommen, daß der Rückfluß des Stroms durch den extrazellulären Raum die Spannung generiert, die als b-Welle registriert wird (Miller et al. 1970, Newman et al. 1984, Stockton et al. 1989, Sieving et al. 1994).

2.1.2 Frühe Rezeptorpotentiale („early receptor potentials", ERP)

Bei Reizung mit sehr hohen Lichtintensitäten kann man noch vor der a-Welle eine Potentialschwankung, das sog. frühe Rezeptorpotential, das „ERP", registrieren. Dieses Potential wird unmittelbar nach dem Beginn der Lichtreizung fast ohne Latenz faßbar. Es besteht aus einer sehr kleinen,

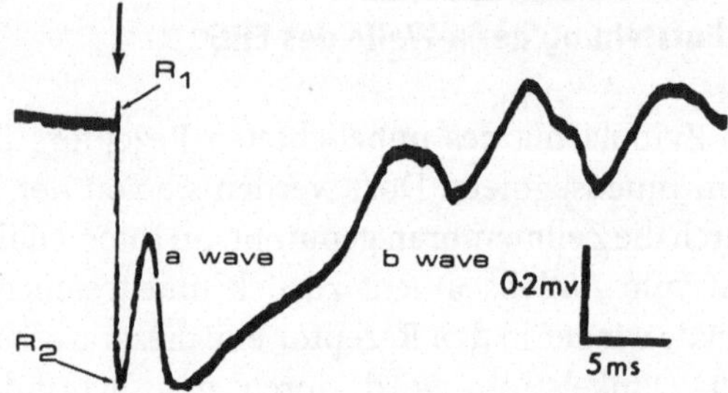

Abb. 3. Frühe Rezeptorpotentiale (R1, R2), gefolgt von der a-Welle. Oszillatorische Potentiale auf der b-Welle. (Nach Galloway 1967)

kornea-positiven Schwankung, gefolgt von einer tiefen, kornea-negativen Auslenkung. Unmittelbar danach folgt die a-Welle des ERG (Abb. 3). Das ERP wird von den Sehpigmenten der Rezeptoraußensegmente induziert (Brown et al. 1964, Brindley et al. 1966, Galloway 1967). Die Sehpigmente des Zapfenapparates spielen dabei eine dominierende Rolle (Goldstein et al. 1970). Das ERP ist am ehesten als elektrisches Äquivalent des photopischen Primärprozesses und der dadurch ausgestoßenen Enzymkaskade anzusehen. Wegen der sehr hohen benötigten Lichtenergie muß besonders darauf geachtet werden, daß die retinale Antwort nicht mit einem Photoeffekt auf die Elektrode verwechselt wird. Wegen dieser notwendigen hohen Lichtintensitäten sind bislang nur begrenzte klinische Erfahrungen mit dem ERP gesammelt worden.

2.1.3 Oszillatorische Potentiale (OP)

Die oszillatorischen Potentiale kann man am besten bei Reizung des Auges mit hohen Lichtintensitäten unter Dunkeladaptationsbedingungen erfassen (Wachtmeister 1972). Dabei kommt es darauf an, daß Reizintervalle von wenigstens 1 min eingehalten werden. Die oszillatorischen Potentiale erscheinen als kleine, rhythmische, schnelle Komponenten auf dem aufsteigenden Teil der b-Welle (Abb. 4). Sie entstehen entweder in den amakrinen Zellen (Yonemura et al. 1978) oder in den Synapsen der inneren Körnerschicht (Wachtmeister 1983). Die oszillatorischen Potentiale entsprechen den Aktivitäten der inneren Netzhautschichten. Aufgrund ihrer hohen Sensibilität gegenüber Zirkulationsstörungen der Netzhaut werden sie zur Früherkennung der Retinopathia diabetica herangezogen (Simonsen 1980, Speros et al. 1981).

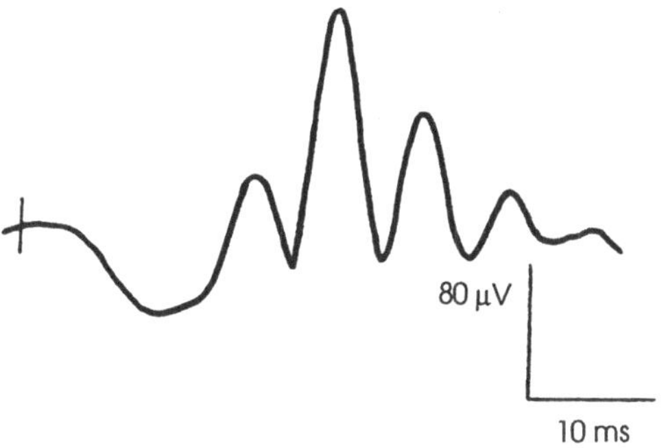

Abb. 4. Oszillatorische Potentiale (*OP*) eines dunkeladaptierten Auges. Lichtreiz 2,5 cd.s/m². Registrierung mit speziellem Bandpaß des Verstärkers, der die langsamen Anteile des ERG unterdrückt (70–250 Hz)

2.1.4 Ableitung des Elektroretinogramms

Okuläre Potentialtopographie und Elektrodenposition

Die Potentialdifferenz wird zwischen 2 Ableitungspunkten gemessen. Man orientiert sich hierbei an der becherförmigen okulären Potentialtopographie. Die Bulbusinnenseite ist elektropositiv gegenüber der Bulbusaußenseite; die Kornea gehört unter bioelektrischem Gesichtspunkt zur Bulbusinnenseite. Die Meßpunkte müssen auf verschiedenen Äquipotentialschalen liegen, damit ein Ableitungsresultat erfaßt werden kann. Da eine direkte Messung zwischen Bulbusaußen- und -innenseite natürlich nicht durchgeführt werden kann, erfolgt die Ableitung typischerweise zwischen Hornhaut und Haut. Die größten Potentiale kann man messen, wenn man zwischen Hornhautmitte und Epidermis (Lider, Stirn) ableitet.

Korneale Haftschalenelektroden

In der klinischen Anwendung haben sich lange Zeit Haftschalenelektroden gehalten. Diese sind entweder bipolarer Ausführung und erfassen die Potentialdifferenz zwischen Hornhaut und Lidinnenseite, oder sie liegen als Haftschalen mit einer einzelnen kornealen Elektrode vor, wobei dann ein 2. Ableitepunkt an Stirn oder Schläfe erforderlich ist. Die Erdung erfolgt zweckmäßigerweise nicht am Ohrläppchen, das gegenüber den Meßpunkten eine elektrische Instabilität aufweist, sondern in der Stirnmitte. Haftschalenelektroden erfordern eine Lokalanästhesie und bewirken naturgemäß eine mechanische Belastung der Hornhaut. Einzelne Elektrodentypen werden auch angesaugt, um den geometrischen Bezug zur

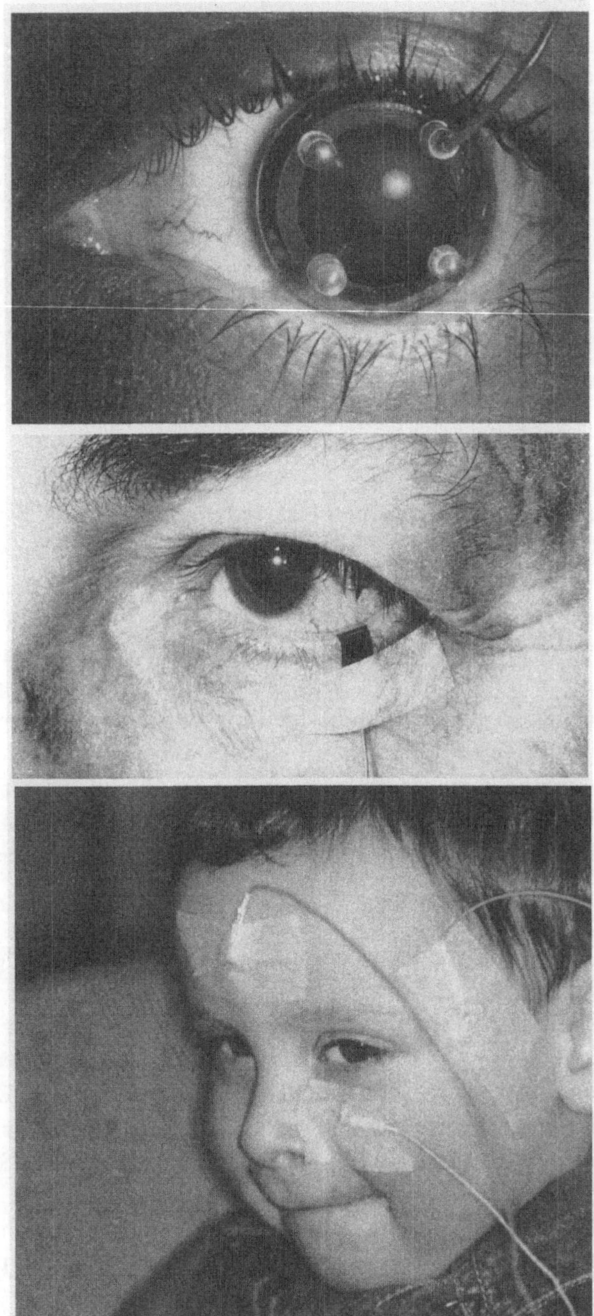

Abb. 5. Haftschalenelektrode Typ Grounauer (*oben*), Goldfolienelektrode (*Mitte*) und Hautelektroden (*unten*) in situ

Hornhaut konstant zu halten und damit elektrische Störungen zu vermeiden. Wegen der Notwendigkeit einer Ganzfeldreizung ohne Energieverlust müssen die Elektroden zentral transparent sein (Abb. 5). Die bisher überwiegend verwendeten Zweipol-Saughaftschalenelektroden mit 100-dpt-Linsen (nach Papst und Echte) haben den Nachteil, daß man die Reizlichtintensität und Reizfeldgröße nicht direkt bestimmen kann.

Da im Tränenfilm zahlreiche Erreger (v. a. Hepatitisviren) vorkommen können, ohne daß das Auge klinisch auffällig ist, müssen die Elektroden sorgfältig hygienisch gepflegt werden. Zur Reinigung verwendet man z. B. ein Propanolpräparat, das auch tuberkulozid und viruzid wirkt. Danach ist ein Spülen der Elektroden mit Aqua dest. erforderlich, um Hornhaut- und Bindehautschäden durch das zytotoxische Propanol zu vermeiden.

Extrakorneale Elektroden

In jüngerer Zeit haben sich zunehmend extrakorneale Elektroden durchgesetzt:

- „Arden-Goldfolien-Elektroden" (Lidrand, Abb. 5),
- DTL-Elektroden aus leitfähigen Teppichfasern (Bindehaut),
- Hautelektroden (Abb. 5).

Die beiden erstgenannten Typen weisen eine fast so gute Ableitungsmöglichkeit wie die Haftschalenelektroden auf. Bei den DTL-Elektroden, die auch die preisgünstigsten sind, kann sogar auf die Lokalanästhesie verzichtet werden, was bei Ableitungen, die klare Abbildungseigenschaften erfordern, nützlich ist (Muster-ERG, multifokales ERG).

Die mit Hautelektroden abgeleiteten Elektroretinogramme zeigen allerdings einen höheren Rauschpegel. Deswegen ist es notwendig, bei derartigen Ableitungen eine Anzahl von Messungen zu mitteln (Abb. 6). Ihr Vorteil dagegen besteht darin, daß eine ERG-Ableitung bei Kleinkindern ohne eine Narkosebelastung und ohne Beeinflussung des ERG durch die Narkosemittel ermöglicht wird. Hautelektroden haben zusätzlich den hygienischen Vorteil, daß ein Schleimhautkontakt vermieden wird (Papakostopoulos 1982, Baier et al. 1996).

Auch bei den extrakornealen Ableitungen ist die korneanahe Elektrode mit einem 2. Ableitepunkt in korneaferner Position zu kombinieren.

• Reizanordnung

Standardmäßig notwendig sind Lichtreizanordungen mit variabler Reizlichtintensität. Als Reizlichtquelle eignet sich am besten die Xenonhoch-

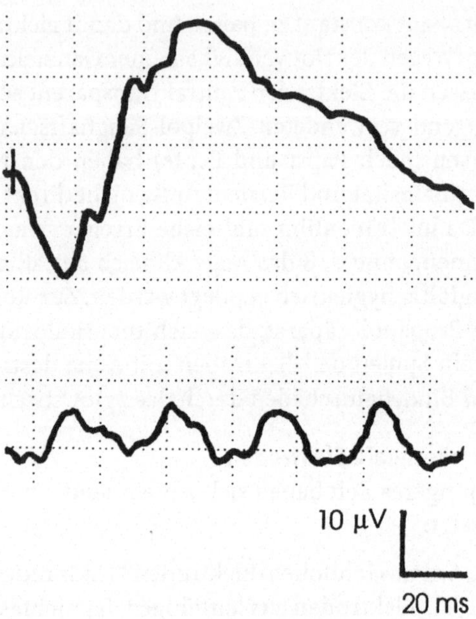

Abb. 6. Mit Hautelektroden gewonnenes Licht-ERG des dunkeladaptierten Auges. *Obere Kurve*: maximale Stäbchen-Zapfen-Antwort des dunkeladaptierten Auges (16 Durchläufe); *unten*: Flimmer-ERG (30 Hz, 64 Durchläufe)

drucklampe, da das Xenonlicht dem Tageslicht besonders ähnlich ist. Es enthält alle Wellenlängen des sichtbaren Spektrums fast im gleichen Ausmaß. Mit Hilfe von Graufiltern wird die Intensität und mit Hilfe von Farbfiltern wird die spektrale Zusammensetzung des Reizlichtes variiert; mit zusätzlichen Vorrichtungen können Reizfolge und Darbietungszeit des Reizlichts gewählt werden.

Xenonlampen sind sowohl als Blitzröhren, wie auch als Dauerlichtquellen verfügbar. Dauerlichtquellen sind in der Anwendung vielseitiger, machen aber einen optischen Aufbau mit Strahlengang und Photoverschluß notwendig.

Ganzfeldbeleuchtung

Für die Registrierung reproduzierbarer Elektroretinogramme ist unter klinischen Bedingungen die Reizung der gesamten Netzhaut empfehlenswert (Ganzfeldbeleuchtung). Abweichungen von diesem Standard können unter besonderen Bedingungen notwendig sein (z. B. Kinder-ERG), bedürfen aber sorgfältiger Quantifizierung.

Eine Ganzfeldstimulation kann man z. B. durch Ausleuchtung einer Hohlhalbkugel erzielen, in welche der Patient hineinblickt (Abb. 7). Zur

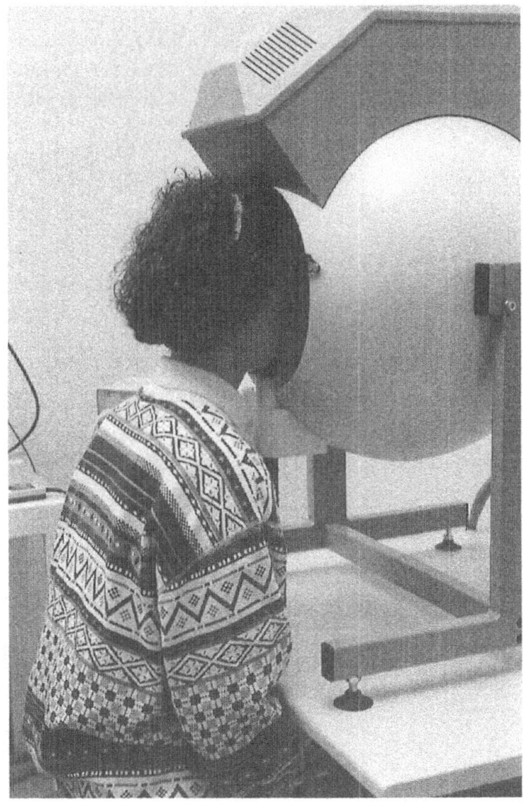

Abb. 7. Hohlhalbkugel zur Ganzfeldbeleuchtung für ERG und EOG; auch für Blitz-VEP geeignet

Zeit sind auf dem Markt mehrere solcher Reizanordnungen, die dem ISCEV-Standard entsprechen, käuflich.

• Registrieranordnung

Zur Registrierung der abgeleiteten Elektroretinogramme werden die Elektroden mit einem Vorverstärker und dieser mit einem Oszillographen bzw. Rechner verbunden (Abb. 8). Für die Registrierung mit Hautelektroden oder für spezielle Untersuchungen wie z.B. für das Fokal-ERG benötigt man Summationsgeräte (Averager), da die registrierten Einzelantworten sehr klein sind (Fokal-ERG $< 5\ \mu V$) und zwischen den Störungen nicht einzeln erkennbar werden. Spezielle Signalverarbeitungstechniken werden für das multifokale topographische ERG notwendig (s. S. 25).

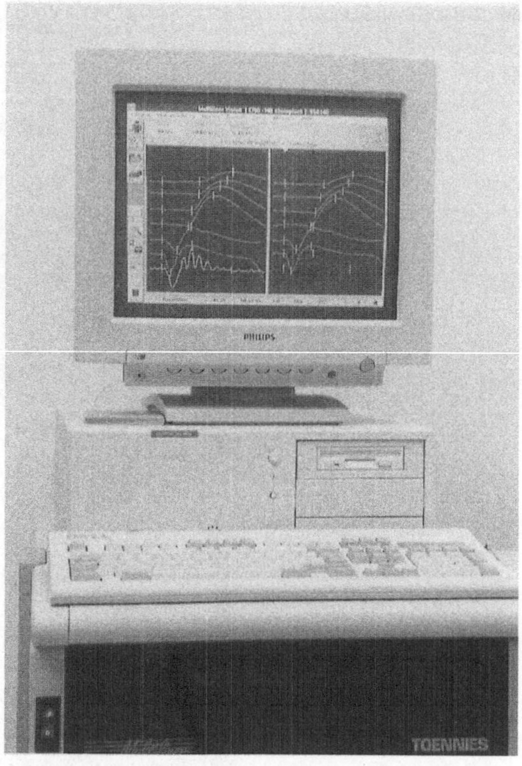

Abb. 8. Rechner zur Potentialregistrierung und Reizsteuerung für die klinische Standardelektrodiagnostik

Eine wichtige Kenngröße bei allen elektroophthalmologischen Messungen ist der Quellwiderstand der Elektroden. Lose Elektroden, ein geometrisch ungünstiger Sitz, ungenügend vorbereitete Kontaktflächen auf der Haut und auf den Elektroden sind die häufigsten Ursachen für unbefriedigende Registrierungen.

Es sollten nur Registriergeräte verwendet werden, die zu jedem Zeitpunkt die Überprüfung des Quellwiderstands (Elektrodenimpedanz) ermöglichen. Die Gerätehersteller benennen tolerable Werte für die Impedanz. Wichtig ist, daß der Quellwiderstand der Elektroden wesentlich niedriger ist, als der Eingangswiderstand des Verstärkers. Typische Werte der Impedanz sind für Korneal- und Konjunktivalelektroden 1 bis wenige Kiloohm, für Hautelektroden 10 kΩ. Der Eingangswiderstand des Verstärkers liegt dagegen bei 100 MΩ.

Eine weitere Kenngröße des Verstärkers, die auf die Registrierung entscheidenden Einfluß hat, ist der Frequenzgang. Sehr hohe Frequenzen sind keine Biopotentiale. Sie stören nur und können ausgegrenzt werden. Sehr niedrige Frequenzen kommen ebenfalls in den Netzhautantworten nicht vor. Sie bilden evtl. ein Störsignal durch langsame Änderung der Ableitbedingungen (Haut-Elektroden-Widerstand, z.B. durch Schweiß beeinflußt), d.h. auch sehr niedrige Frequenzen sollten unterdrückt werden. Der typische Bandpaß eines ERG-Verstärkers z.B. reicht von 0,5–250 Hz bzw. 100–300 Hz für die Registrierung der oszillatorischen Potentiale.

2.1.5 Registrierungsablauf

Skotopisches ERG

Schwellenmessungen sind in einem klinischen Labor schwer durchführbar. Man muß sich an der Amplitude bzw. an der Latenz oder der Gipfelzeit der ERG-Potentiale orientieren. Es hat sich als nützlich erwiesen, zu diesem Zweck Reizintensitäten zu wählen, die 2–3 Zehnerpotenzen über der ERG-Schwelle liegen (etwa 10 cd/m² für Reizdauer von 100 ms). Bei solchen Reizstärken wird die ERG-Amplitude durch Funktionsstörungen besonders beinflußt. Da die elektroretinographische Schwelle des dunkeladaptierten Auges bis zu 5 Zehnerpotenzen höher liegt als die der absoluten Lichtwahrnehmung (van Lith 1965), werden hierzu Reizintensitäten benötigt, die über der Zapfenschwelle liegen. Ein solches ERG wird dennoch in der Regel von der b-Welle geprägt sein; die a-Welle kommt nur wenig zum Ausdruck (vergl. Abb. 9). Natürlich geht hier der b-Welle eine von den Rezeptoren generierte a-Welle voraus. Ihr in der Summenantwort erfaßbarer Anteil ist jedoch von der b-Welle weitgehend verdeckt, so daß er bei der Registrierung von Einzelantworten häufig unter der Erfassungsgrenze bleibt.

Photopisches ERG

Unter Helladaptation und Reizung mit entsprechend hohen Lichtintensitäten erhält man ein ERG, welches vorwiegend vom Zapfensystem bestimmt wird (Abb. 9). Mit weißen Einzelreizen läßt sich ein rein photopisches ERG gewinnen, wenn die Helladaptation zur Sättigung des Stäbchenapparates intensiv genug ist (ab 100 cd/m²). Diese, wie auch die zusätzlichen, noch helleren Lichtreize können von manchen Patienten unangenehm empfunden werden. Zur isolierten Untersuchung des skotopi-

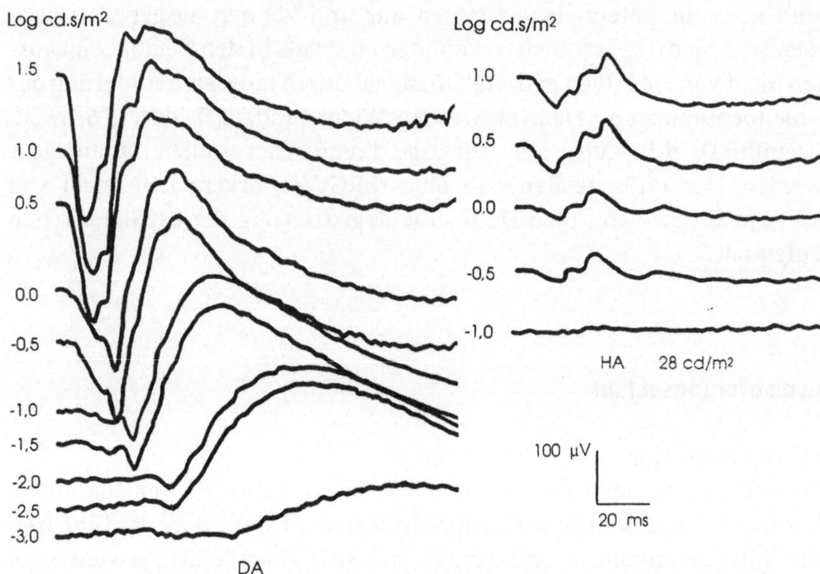

Abb. 9. Amplitude und Gipfelzeit des skotopischen und photopischen ERG in Abhängigkeit von der Lichtreizintensität (weißes Licht)

schen und des photopischen Systems kann man aber auch 2 spektral unterschiedliche Reizlichter, wie z. B. blau für das Stäbchensystem und rot für das Zapfensystem, verwenden.

Flimmer-ERG

Eine isolierte Prüfung des Zapfenapparates gelingt besonders gut mit der Flimmerlichtmethode. Bei niederfrequenter Stimulation tragen zunächst noch beide Systeme zur Antwort bei (biphasische Antworten; Abb. 10). Er-

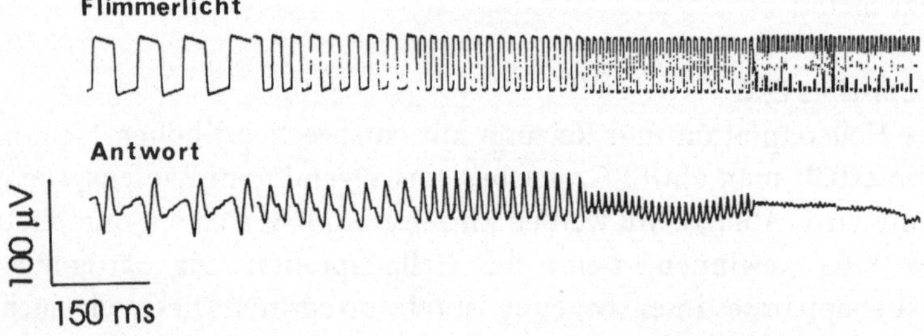

Abb. 10. Normales Flimmerlicht-ERG. Lichtreize mit Hell/Dunkel-Tastverhältnis 1:1. Lichtreiz 1000 cd/m²

höht man die Reizfrequenz, so werden die Antworten monophasisch und entsprechen nur noch der Zapfenfunktion. Der Flimmerlichtreiz verursacht zugleich eine Helladaptation. Auf diese Weise gelingt es, ein rein photopisches ERG zu registrieren (Dodt 1951b).

Weite Verbreitung hat das 30-Hz-Flimmer-ERG gefunden. Bei dieser Reizfrequenz sind Stäbcheneinflüsse nicht mehr wirksam. Die Signale sind nur noch monophasisch, die Registrierung ähnelt einem Sinus. Die Amplitude des 30-Hz-Flimmer-ERG reicht bei den meisten Anwendungen aus, um eine quantitative Beurteilung (auch Latenz) zu erlauben. Ein vollständiges Flimmer-ERG besteht also mindestens aus

- der 10-Hz-Antwort (biphasisch),
- der 30-Hz-Antwort (Amplitude, Latenz),
- der 60-Hz-Antwort (Flimmerfusionsfrequenz, FFF).

Fazit

- ▶ Die ERG-Schwelle des dunkeladaptierten Auges für Einzelreize liegt bis zu 5 Zehnerpotenzen höher als die der Lichtwahrnehmung. Zur Registrierung des skotopischen (Stäbchen-)ERG ist eine ausreichende Dunkeladaptation notwendig (mindestens 20 min). Ein rein photopisches ERG erhält man bei Stäbchensättigung.
- ▶ Das Flimmer-ERG ist die Methode der Wahl, wenn man routinemäßig die Zapfenfunktion prüfen will.

2.1.6 Auswertung des ERG

Im Licht-ERG können gemessen werden:

- die Amplitude der a-Welle, beginnend von der isoelektrischen Linie bis zum tiefsten Punkt;
- die Amplitude der b-Welle, vom tiefsten Punkt der a-Welle bis zu ihrem kornea-positiven Gipfel;
- Amplitude und Phase der 30-Hz-Antwort;
- die Flimmerverschmelzungsfrequenz und
- die Latenz- und Gipfelzeit der registrierten Antworten.

Da sowohl die Reiz- als auch die Ableitbedingungen von Gerät zu Gerät nicht ganz identisch sind, ist ein quantitativer Vergleich von Befunden, die in verschiedenen Labors registriert wurden, nicht ohne weiteres möglich. Um diese Schwierigkeit zu umgehen, wurde das Verhältnis der b- zur a-Welle als Kriterium für die Netzhautfunktion vorgeschlagen (Pearlman 1983). Abweichungen vom normalen Verhältnis der a- zur b-Wellenamplitude können auf einen schichtspezifischen Netzhautschaden hindeuten, z.B. bei angeborener Nachtblindheit oder bei retinalem Gefäßverschluß.

Wegen der unterschiedlichen, jeweils nichtlinearen Abhängigkeit der a- und b-Wellen von der Intensität des Stimulus ist es aber besser, eine Kennlinie, ausgehend von der b-Wellenschwelle für Normalprobanden und der eigenen Reiz- und Registrieranordnung, zu ermitteln und die verwendeten Reizintensitäten als Vielfaches des normalen Schwellenreizes in Zehnerpotenzen darzustellen. Außer der elektroretinographischen b-Wellenschwelle sollte auch die absolute sensorische Schwelle zugrunde gelegt werden. Eine mit der Schwelle und den Antworten auf Stimulation steigender Intensität erstellte normale Kennlinie hilft, klinische ERG zu identifizieren, die durch Begrenzung der Lichtzufuhr von der Norm abweichen, z.B. aufgrund medikamentöser Miosis oder aufgrund von Lichtabsorption in Linse oder Glaskörper.

Außer den Amplituden eignen sich auch Latenz- und Gipfelzeiten als Parameter für das ERG. Amplituden- und Zeitparameter des ERG korrelieren im Normalfall miteinander. Im pathologischen Fall können beide jedoch in unterschiedlicher Weise beeinträchtigt sein. Es ist deshalb von diagnostischer Relevanz, beide Größen zu erfassen. Eine Netzhautdystrophie, wie z.B. die Retinitis pigmentosa, reduziert die Amplitude und verlängert die Gipfelzeit der Potentiale. Dagegen können chorioretinitische Narben die ERG-Amplitude beeinträchtigen, ohne daß Latenz- und Gipfelzeiten verlängert sind.

2.1.7
Standard-ERG in der Klinik und in der Praxis

Für die klinische Routineuntersuchung ist es notwendig, das skotopische und das photopische ERG unter Standardbedingungen getrennt zu erfassen und deren Amplituden, Latenz und Gipfelzeiten unter Zugrundelegung der Normwerte zu beurteilen. Die z.Z. auf dem Markt befindlichen Untersuchungsanordnungen bieten die Möglichkeit zur Standardelektrodiagnostik des Auges, sofern sie mit einer Ganzfeldbeleuchtung ausgerüstet sind. (Ausführliche Informationen zum ERG-Standard s. Marmor et al. [1989] und Jacobi al. [1993].)

• Protokoll für das klinische Standard-ERG

Die Untersuchung findet bei voller Mydriasis und nach 20minütiger Dunkeladaptation statt. Nach den Empfehlungen der ISCEV sollte die Registrierung des Standard-ERG bei Ganzfeldstimulation mit einem Blitzlicht von maximal 5 ms und einer Reizintensität von 1,5 – 3,0 cd.s/m² (Standardblitzintensität, Standard-Flash, SF) erfolgen. Das Protokoll für eine klinische ERG-Routineuntersuchung sollte aus folgenden Abschnitten bestehen (Abb. 11):

- *Stäbchenantwort:* zunächst Registrierung von Einzelantworten in Dunkeladaptation mit einer Blitzlichtintensität, die 2,5 Zehnerpotenzen

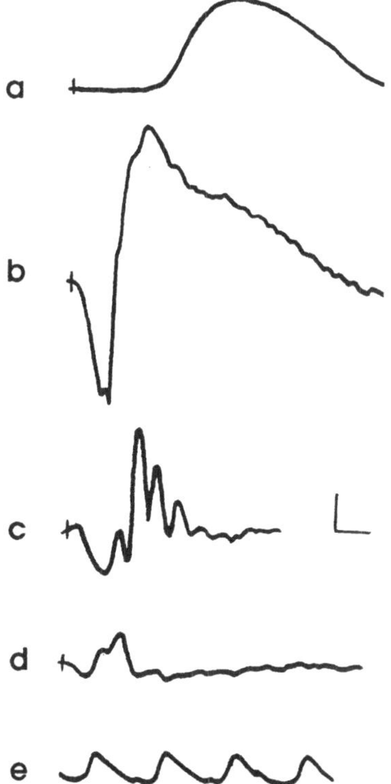

Abb. 11 a – e. Standard-ERG-Registrierung in der klinischen Routine (ISCEV-Empfehlung). **a** b-Welle, **b** maximale Zapfen-Stäbchen-Antwort, **c** oszillatorische Potentiale (alles bei Dunkeladaptation); **d** photopische Einzelantwort (Helladaptation), **e** Flimmer-ERG. Kalibrierung 100 µV/20 ms (ERG) bzw. 40 µV/20 ms (OP)

niedriger liegt als die des Standardblitzes. Der Zeitabstand zwischen 2 Registrierungen sollte 2 s oder mehr betragen. Zur separaten Registrierung des Stäbchen-ERG kann auch blaues Reizlicht verwendet werden.

- *Maximale Stäbchen-Zapfen-Antwort:* Nach Lichtreizung mit Standardblitz (SF) noch im dunkeladaptierten Zustand läßt sich eine maximale ERG-Antwort registrieren, die aus Zapfen- und Stäbchenkomponenten besteht. Der Zeitabstand zwischen 2 Registrierungen sollte dabei mindestens 5 s betragen.
- *Oszillatorische Potentiale:* Danach registriert man, ebenfalls nach Standardblitzreizung, die oszillatorischen Potentiale (*OP*). Dabei müssen die Hochpaßfilter auf 75–100 Hz umgestellt werden, damit die OP herausgefiltert werden können. In der Regel sollte man diese Potentiale bei Dunkeladaption ableiten, da deren Amplitude nach Helladaptation erheblich abnimmt. Das Zeitintervall zwischen 2 Registrierungen sollte mindestens 15 s betragen, da jedem Lichtreiz zunächst eine empfindliche Abnahme der Amplitude folgt.
- *Zapfenantwort auf Einzelreiz:* Um ein reines Zapfen-ERG zu registrieren, ist es notwendig, die Stäbchen-Aktivität zu dämpfen. Bei Standardblitzreizung wird dazu eine Hintergrundslichtintensität von 17–34 cd/m^2 empfohlen. Die Helladaptation vor Beginn der Untersuchung sollte mindestens 10 min dauern, da die Amplitude des Zapfen-ERG während dieser Zeit steigt (Rüther et al. 1996). Das Zeitintervall zwischen 2 Registrierungen kann kurz sein (0,5–1 s). Der rote Stimulus bei Helladaptation dient zur separaten Registrierung der ERG-Antwort mittel- und langwellig empfindlicher Zapfen (s. a. S. 26).
- *Flimmer-ERG:* Unter der gleichen Bedingungen und einer Reizfrequenz von 30 Hz kann man ein Standard-Flimmer-ERG registrieren, welches ausschließlich aus Zapfenantworten besteht.

2.1.8 Spezialmethoden der Elektroretinographie in der Klinik

Die Standard-ERG-Untersuchung in der Klinik legt die Summationsantwort des gesamten Fundus zugrunde. Damit kann man in der klinischen Routine über den Funktionszustand des Dämmerungs- bzw. des Tagesapparates getrennte Aussagen machen, die für die Differentialdiagnose ihren wertvollen Beitrag leisten. Will man jedoch die Funktion eines umschriebenen Netzhautareals, z. B. der Makula, oder der verschiedenen

Tagesrezeptoren (Blau- versus Grün- und Rotzapfen) getrennt prüfen, so muß man spezielle Reiz- und Registrierungsmethoden anwenden. Diese werden im folgenden nur kurz erwähnt.

• Fokale Stimulation

Bei der Ganzfeldstimulation beträgt der Anteil der Makula am registrierten ERG-Potential weniger als 10%. Das bedeutet, daß Erkrankungen im Makulabereich mit dem Standard-ERG nicht erfaßt werden können. Die Registrierung der ERG-Potentiale der Makula ist dann möglich, wenn man die perimakuläre Netzhaut helladaptiert (Brindley et al. 1965). Auf diese Weise minimiert sich die streulichtbedingte elektrische Antwort der Umgebung bei fokaler Lichtreizung der Makula. Von den verschiedenen Reizanordnungen, die zum fokalen ERG entwickelt worden sind, hat sich bisher das Zweikanal-Stimulator-Ophthalmoskop (Sandberg et al. 1977) am meisten bewährt. Bei direkter Beobachtung des Fundus ermöglicht diese Anordnung die gezielte fokale Reizung eines Netzhautgebietes von 3–4° mit Flimmerreizen von 42 Hz bei gleichzeitiger Helladaptation der Umgebung des geprüften Gebietes.

• Multifokales topographisches ERG

Eine entscheidende Innovation ist das multifokale topographische ERG von Sutter et al. (1992). Eine engmaschige Stimulusmatrix aus 241 Hexagonen, die zur Peripherie hin die geringere Zapfendichte durch größere Stimulusareale kompensiert, wird den zentralen 23° der Retina dargeboten. Die kleinsten (zentralen) Hexagone bilden einen Winkel von 1° 20′.

Die Erfassung der Nutzsignale erfolgt durch eine Kreuzkorrelation mit weißem Rauschen und der sequentiellen Zuordnung der Antworten zu den Stimuli. Das Resultat ist eine topographische Karte der Antwortdichte der zentralen Retina bis 11,5° Exzentrizität (Abb. 12). Diese spezielle Reiz- und Registrieranordnung kann zusammen mit der dazu entwickelten Software kommerziell erworben werden.

• ERG einzelner Rezeptorsysteme

Die Registrierung der ERG-Antworten auf monochromatische Lichtreize ermöglicht die getrennte Darstellung der Aktivität einzelner Rezeptorsysteme und der nachgeschalteten Neurone, je nach Farbe der adaptiven Beleuchtung.

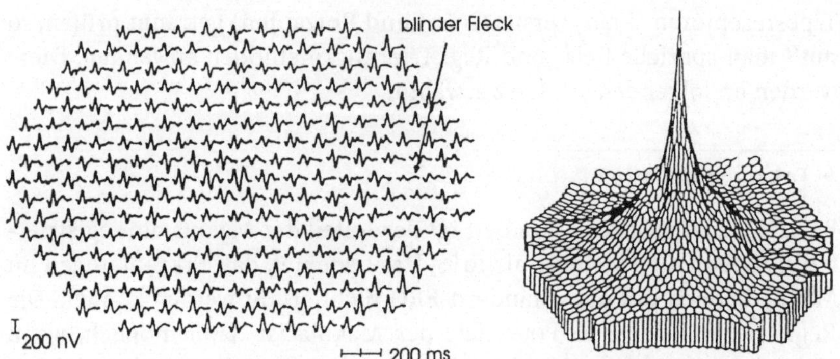

Abb. 12. Multifokales ERG. Fokalreizantworten der zentralen Netzhaut (23°) und die daraus gewonnene Topographie der Lichtempfindlichkeit (nach Sutter et al. 1992)

Mittel- und langwellig empfindliche Zapfen

Ein roter Stimulus bei Helladaptation mit weißem Licht dient zur separaten Bewertung der Aktivität mittel- und langwellig empfindlicher Zapfen. Eine Farbadaptation ist nur sinnvoll, wenn das ERG eines einzelnen Rezeptortyps isoliert betrachtet werden soll.

Bei Dunkeladaptation besitzt rotes Licht einen geringen Reizwert auch für die Stäbchen, stimuliert aber im wesentlichen die mittel- und langwellig empfindlichen Zapfen. Ein solcher Rotstimulus bewirkt dann eine rasche Antwort des photopischen Systems, gefolgt von einer sehr langsamen Antwort des skotopischen Systems, so daß die Aktivitäten beider Systeme in einer Registrierung, aber doch getrennt zur Darstellung kommen.

Blauzapfen-ERG

Klinisch von besonderem Interesse ist die separate Registrierung der Aktivitäten des kurzwellig empfindlichen Systems. Da die Blauzapfen weniger als 10 % der gesamten Zapfenpopulation und weniger als 0,5 % der gesamten Nethautrezeptoren ausmachen, genügt nicht allein die Aufsummierung des kleinen elektrischen Signals (0,5–12 μV), um eine ERG-Antwort des Blauzapfensystems zu erfassen, sondern auch die gleichzeitige Unterdrückung des Stäbchenapparates und der anderen Zapfensysteme ist notwendig. Unter adaptiver Beleuchtung bis zur Stäbchensättigung mit weißem Licht (Gouras et al. 1990) oder gelbem Licht, welches selektiv die Antwort der anderen Zapfen unterdrückt (z.B. Kante 539 nm, Simonsen et al. 1996), und Ganzfeldblitzreizung mit Blaulicht (430–440 nm) registriert

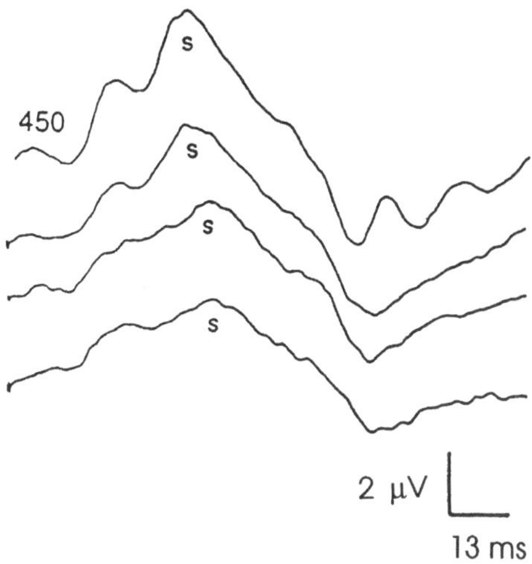

Abb. 13. Blauzapfen-ERG. Biphasische ERG-Antwort nach Helladaptation bis zur Stäbchensättigung und Ganzfeld-Blitzreizung mit Blaulicht (430–440 nm). 1. positive Komponente: Grün- und Rotzapfenantwort; 2. positive Komponente: Blauzapfenantwort (S-Zapfenantwort; Gouras et al. 1990)

man eine biphasische ERG-Antwort (Abb. 13). Die 1. positive Komponente ist die Antwort der Grün- und Rotzapfen (M- und L-Zapfen), gefolgt von einer 2., langsameren positiven Komponente, dem ERG der Blauzapfen (S-Zapfen). Zur optimalen Darstellung des Blauzapfen-ERG muß man 100–1000 Anworten aufsummieren. Diese Methode ist relativ einfach und sollte nach Möglichkeit in das Standardprotokoll der klinischen Routine aufgenommen werden.

2.1.9 Fehlerquellen und Irrtumsmöglichkeiten beim klinischen Licht-ERG

Eine ganze Reihe von Fehlerquellen und Artefakten können die Beurteilung des Licht-ERG erheblich erschweren. Fixationsschwierigkeiten des Patienten oder registrierungstechnische Probleme, wie z. B. ungenügende Abschirmung, Korrosion an den Haftschalenelektroden, können vorkommen. Besonders erwähnenswert sind die Bewegungs- und Lidartefakte, die einer Netzhautantwort täuschend ähnlich sein können und die anhand des Zeitgangs unterschieden werden müssen. Auch an die intraindividuelle Streuung der ERG-Antworten muß gedacht werden. Im Rahmen des zirkadianen Rhythmus unterliegt die b-Welle Amplitudenveränderungen. Morgens um 6.00 Uhr ist sie – in Korrelation mit der Dopamin-β-Hydroxylase im Serum – am niedrigsten, gegen 12.00 Uhr am höchsten (Nozaki et al. 1983).

Fazit

Die klinische Standardelektroretinographie prüft getrennt den Funktionszustand des Dämmerungs- bzw. Tagesapparates der gesamten Netzhaut.

Für die Prüfung der Funktion umschriebener Netzhautareale bzw. für die getrennte elektroretinographische Darstellung der verschiedenen Tagesrezeptoren ist die Anwendung von speziellen Methoden notwendig.

2.2 Muster-ERG

Das Muster-ERG (M-ERG; auch P-ERG, „pattern" ERG) ist nicht eine Licht-, sondern eine Kontrastantwort. Es hat zwar die Funktion der retinalen Rezeptoren zur Voraussetzung, reflektiert in seiner Registrierung jedoch Aktivitäten der mittleren und inneren signal- bzw. kontrastverarbeitenden Schichten der Netzhaut.

Der klinische Einzatzbereich des M-ERG liegt demzufolge bei Schäden der mittleren und inneren Netzhautschichten, bis hin zu Ganglienzellschäden bei Glaukomen und bei absteigenden Degenerationen des N. opticus. Die optimierten Verfahren der Signal-Rausch-Verbesserung und die wachsende Erfahrung bei der Wahl der Stimulationsbedingungen und Ableitungsmodalitäten haben bewirkt, daß das M-ERG heute in der klinischen Routine Einsatz findet (Bach et al. 1993).

Zur Erzeugung des M-ERG werden Streifen- oder Schachbrettreize verwendet (Musterumkehr- oder Muster-Ein/Aus-Stimulation), die den integralen Lichtfluß zur Retina konstant belassen (Riggs et al. 1964, Lawwill 1974).

2.2.1 Entstehung

Natürlich sind die Rezeptorpotentiale Voraussetzung für die Entstehung des Muster-ERG, jedoch sind sie für das resultierende Kurvenbild nicht maßgeblich (Abb. 14). Dieses wird durch die inneren Netzhautschichten geprägt.

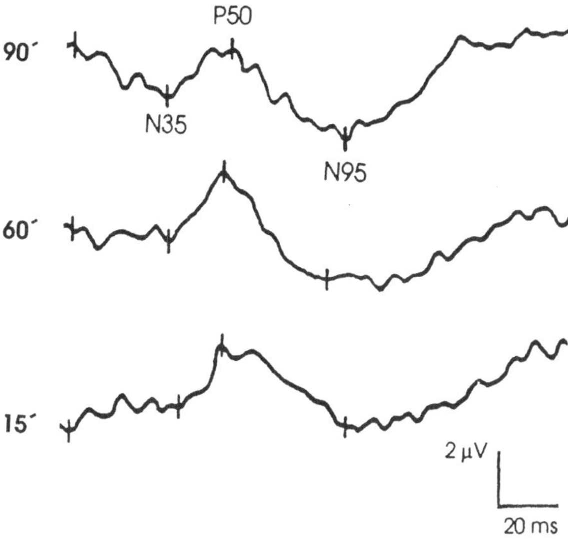

Abb. 14. Muster-ERG in Abhängigkeit von der Kantenlänge der Musterelemente. Reizfeld 10°; mittlere Leuchtdichte 30 cd/m²; Kontrast 0,9; Musterwechselfrequenz 2 Hz; Summationskurven von jeweils 180 Durchläufen

Die im M-ERG erfaßten Potentiale zeigen die Aktivitäten der retinalen Ganglienzellen bei der Verarbeitung des Signalflusses aus den Bipolar-, Horizontal- und Amakrinzellen (Groneberg et al. 1980, Arden et al. 1982). Entsprechend liegt dem im M-ERG registrierten Potentialablauf auch kein einheitlicher Mechanismus zugrunde (Korth et al. 1985, Berninger et al. 1985). Alle Veränderungen, die den Signalfluß zu den Ganglienzellen stören oder die Ganglienzellen selbst beeinträchtigen, bewirken eine Störung des M-ERG: z.B. rezeptorale Schäden in Netzhautregionen mit dichtem Ganglienzellbesatz, retinale Gefäßerkrankungen, Glaukome, toxische Ganglienzell- und axonale Schäden sowie absteigende Optikopathien.

Nur scheinbar widersprüchlich, tatsächlich unter Berücksichtigung der Potentialquellen aber einleuchtend und klärend, sind divergierende Befunde des Licht-(Helligkeits-)ERG einerseits und des M-ERG andererseits bei Schadenseinwirkung an verschiedenen Lokalisationen. So kann man bei *Optikopathien*, wenn es zu einem Ganglienzellschaden gekommen ist, ein pathologisches M-ERG registrieren, während das H-ERG als Ausdruck der Lichtantwort äußerer und mittlerer Netzhautschichten intakt ist. Umgekehrt kann man bei *Retinitis pigmentosa* – bei noch vorhandener Funktion der Gesichtsfeldmitte und des Visus – ein vergleichsweise gut erhaltenes Muster-ERG ableiten, auch wenn das H-ERG schon massiv gestört ist.

Bei umschriebenen Schäden der Makula, auch wenn sie die äußeren Netzhautschichten betreffen, kommt es zur (sekundären) Pathologie des M-ERG, weil der Signalzufluß zu den Ganglienzellen beeinträchtigt ist und weil besonders viele Ganglienzellen die Signale aus der Netzhautmitte verarbeiten. Auch die fehlende Pathologie des M-ERG in frühen Stadien der vitelliformen Makuladystrophie (Arden et al. 1984) wird so verständlich. Solange die vitelliforme Zyste intakt ist, sind diejenigen rezeptoralen Signale verfügbar, die über Bipolar-, Horizontal- und Amakrinzellen in die Kontrastverarbeitung Eingang finden.

2.2.2 Ableitung

Elektroden

Zur Ableitung des Muster-ERG sind Haftschalenelektroden nicht besonders zweckmäßig, weil sie die Abbildungsqualität und die Refraktion und damit den Kontrast des Netzhautbildes beeinflussen. Besser geeignet sind Lid- und Bindehautelektroden (Abb. 5), weil man dann ungehindert Refraktionskorrekturen vornehmen kann. Eine gewisse Schwierigkeit liegt im Aufrechterhalten der Hornhautbenetzung während des für das Averaging notwendigen Zeitraums. Hier können Tränenersatzmittel gute Hilfe leisten.

Reizanordnung

Wie zur Erzeugung des VEP werden helle und dunkle Musterelemente gegeneinander ausgetauscht (Musterumkehr), oder das Muster wird gegen eine homogene Fläche gleicher mittlerer Leuchtdichte ausgetauscht (Muster-Ein/Aus-Stimulation). Hierfür verwendet man einen Musterstimulator, z. B. einen speziellen Videomonitor (wie für die VEP-Registrierung). Typische Parameter bei Musterumkehrreizung sind z. B.: 2–6 Musterwechsel pro Sekunde (1–3 Hz), Musterelemente von 30′–60′ Kantenlänge, einem Kontrast von 0,9 und einer mittleren Leuchtdichte von 30 cd/m^2 bei einem Reizfeld von 10–16°. Nach den ISCEV-Empfehlungen sollte die Leuchtdichte der hellen Musterelemente über 80 cd/m^2 betragen.

Registrierung

In der Regel werden „transiente Potentiale" registriert, d.h. einzelne Reize folgen einander in einem solchen zeitlichem Abstand, daß die Antwort auf den vorangegangenen Reiz abgeklungen ist.

Zur Registrierung benötigt man ein Summationsgerät, da einerseits die Amplitude der einzelnen Antworten unter 10 µV beträgt, andererseits die nicht aufsummierte Registrierung des Muster-ERG eine Fülle von Artefakten beinhaltet.

2.2.3 Die Muster-ERG-Kurve

Das transiente Muster-ERG (Abb. 14) besteht aus einer kleinen kornea-negativen Komponente (N 35, d.h. 35 ms nach Reizbeginn), gefolgt von einer kornea-positiven (P-50-)Komponente, der sich wiederum eine große kornea-negative Komponente anschließt (N95). Es handelt sich dabei typischerweise um eine photopische Antwort, da die Helligkeit der Musterelemente bei den üblichen Bedingungen weit über der Zapfenschwelle und nahe der Stäbchensättigung liegt. Die Amplitude der kornea-positiven Auslenkung liegt zwischen 3 und 7 µV.

2.2.4 Fehlerquellen

Dem großen Vorteil des Muster-ERG – isoliert die Zone größten Auflösungsvermögens, die Makula, prüfen zu können – steht ein erheblicher Nachteil gegenüber: die Erfordernis der ruhigen Fixation. Die Amplitude der Muster-ERG-Signale liegt um Größenordnungen unter der des Licht-ERG. Kleine Bewegungen des Patienten bzw. des Bulbus stören daher stärker. Das Umspringen des Musters kann als Bewegung gedeutet werden und wird dann optokinetisch wirksam. Schwierig zu untersuchen sind auch Patienten, die aufgrund eines Zentralskotoms nicht fixieren. Und gerade jene Patienten, um die es hier geht, haben Zentralskotome. Andere Gründe, die zur großen inter- und intraindividuellen Variabilität der M-ERG Potentiale führen, sind, außer den Fixationsschwierigkeiten, die Ermüdung des Untersuchten, ein Verschwommensehen während der Untersuchung z.B. infolge mangelhafter Hornhautbenetzung, evtl. eine Ganglienzelladaptation (Halopigian et al. 1988), ein schlechter Elektrodenkontakt u.a. Diese Faktoren schränken die breite Anwendung der Methode in der klinischen Routine ein.

2.2.5 Protokoll für das klinische M-ERG

Die Untersuchung wird stets bei spielender Pupille und optimaler Refraktionskorrektur des Patienten durchgeführt. Ein Fixationspunkt in der Mitte des Monitors als Hilfe für den Patienten ist unerläßlich. In der Regel wird die binokulare Reizung empfohlen. Auf diese Weise können Fixationsprobleme minimiert werden. Wegen der vielen Artefakte und der sehr kleinen Potentialamplituden sollten mindestens 150 Antworten aufsummiert werden.

KAPITEL 3

Potentiale des retinalen Pigmentepithels

Das retinale Pigmentepithel (RPE) trennt die Neuroretina vom Blut (Choriokapillaris). Es dient dem Metabolitentransport, der Phagozytose der Außensegmentscheibchen der Photorezeptoren und als Glia. Diese Vielfalt von Funktionen führt dazu, daß das RPE bei vielen Funduskrankheiten empfindlich involviert wird. Ensprechend werden auch die Registrierungen, die als Potentiale des RPE bekannt sind (c-Welle, Bestandspotential, schnelle Oszillationen im Elektrookulogramm), gestört. Da jedoch die physiologischen Vorgänge, die zur Enstehung dieser Potentiale führen, nicht bekannt sind, bleibt auch der Grund ihrer Störung ungeklärt.

3.1 Das Bestandspotential

Das Bestandspotential des Auges stellt wahrscheinlich zum großen Teil das transepitheliale Potential entlang des RPE dar. Es besteht in dem Potentialunterschied zwischen vorderem und hinterem Augensegment. Die Kornea ist gegenüber dem hinteren Augenpol positiv. Im Tierversuch kann man zeigen, daß auch nach Entfernung von Linse, Kammerwasser und Glaskörper noch ein Bestandspotential vorhanden ist.

3.1.1 Die indirekte Registrierung des Bestandspotentials des Auges (Elektrookulographie, EOG)

Die bisherige Vorstellung über das okuläre Bestandspotential geht von einem elektrischen Feld aus, welches sich entlang der optischen Achse ausrichtet und dessen Äquipotentiallinien die Gewebe in der Nachbarschaft durchsetzen. Bei jeder Augenbewegung kommt es zu entsprechenden Wendungen des Feldvektors und zu Verschiebungen der Feldlinien

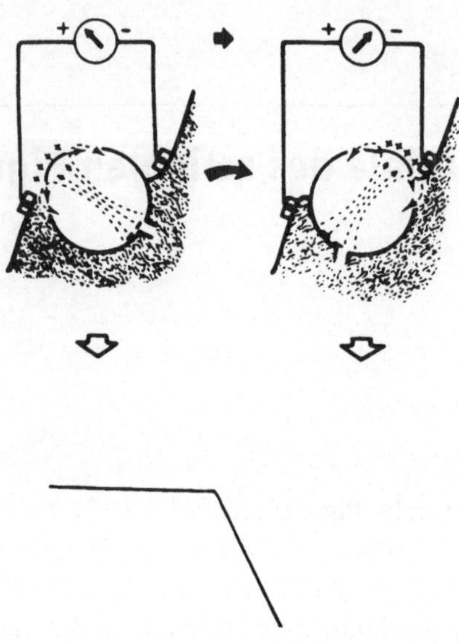

Abb. 15. Wendung des elektrischen Feldes des Auges und die daraus resultierende Änderung des indirekt registrierten Bestandspotentials. (Nach Arden et al. 1962)

(Abb. 15). Dadurch ergibt sich die Möglichkeit der Registrierung von Augenbewegungen und damit wiederum der indirekten Registrierung des okularen Bestandspotentials.

Zwei Methoden unterschiedlicher Zielsetzung basieren auf demselben Prinzip:

- Bei der Nystagmographie verwendet man das Bestandspotential, um auf die *Geometrie von Blicksprüngen* rückschließen zu können.
- Bei der Elektrookulographie werden Blicksprünge konstanten Winkels registriert, um auf die *Änderung des Bestandspotentials* (während der Zeit und durch Belichtung) rückschließen zu können.

Die Methode der Elektrookulographie (Marg 1951, Monnier et al. 1951) hat sich seit den 60er Jahren (Arden et al. 1962) als Routineuntersuchungsmethode etabliert. Die Ableitung erfolgt mit Hilfe von Elektroden, die beidseits neben den äußeren und inneren Lidwinkeln befestigt werden (Abb. 16). Bei jeder Blickwendung wird jene Elektrode positiver, die der Kornea näher gelegen ist. Die registrierte Potentialhöhe ist vom Ausmaß der Blickwendung und, je nach der gewählten unteren Grenzfrequenz des Verstärkereingangs, auch von der Geschwindigkeit der Sakkade abhängig.

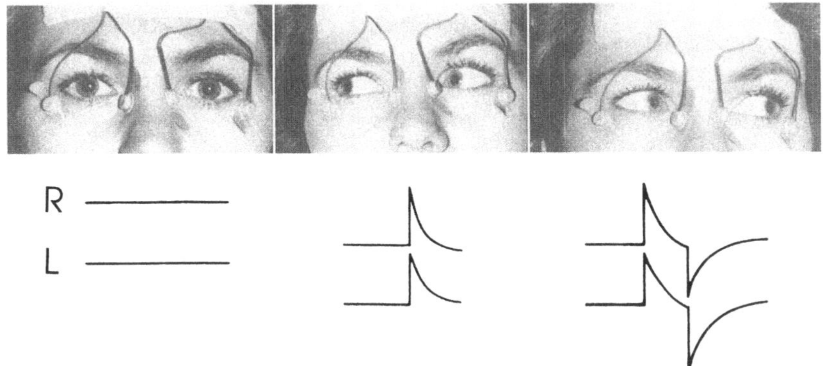

Abb. 16. EOG-Elektroden in situ. Indirekte Registrierung des Bestandspotentials des Auges durch die Augenbewegungen

3.1.2
Einfluß der Belichtung auf das Bestandspotential

Die Amplitude des Bestandspotentials ist nicht konstant. Neben Tagesschwankungen und spontanen Oszillationen (Kolder 1959) wird sie v.a. von den Helligkeitsbedingungen beeinflußt. Die Beleuchtung einer dunkeladaptierten Netzhaut verursacht zunächst einen raschen Abfall des Bestandspotentials für 60–75 s („schnelle Oszillationen") dem ein langsamer Anstieg der Amplitude folgt. Nach Erreichen eines ersten Maximums nach ca. 10minütiger Helladaptation pendelt sich das Potential in Form einer gedämpften Schwingung in eine Mittellage ein. Die dem ersten Maximum folgenden Potentialschwankungen sind nicht mehr direkt belichtungsabhängig. Die gefundene Stereotypie des Kurvenverlaufs läßt auf spontane, zyklische Oszillationen schließen. Nach Unterbrechung der Belichtung fällt das Potential in etwa 12 min auf ein erstes Minimum. Dessen Amplitude ist unabhängig von der präadaptiven Lichtintensität. Die Amplitude des 1. Minimums nach Verdunkelung stellt den *belichtungsunabhängigen* Teil (Basispotential) des okulären Bestandspotentials dar. Subtrahiert man den lichtunabhängigen Teil von der Amplitude des ersten Potentialmaximums nach Helladaptation des Auges, erhält man den *lichtabhängigen* Teil des EOG (Abb. 17).

Wesentliche Voraussetzung für das EOG ist der Kontakt und Ionenaustausch zwischen der Rezeptorschicht und dem Pigmentepithel. Sowohl der

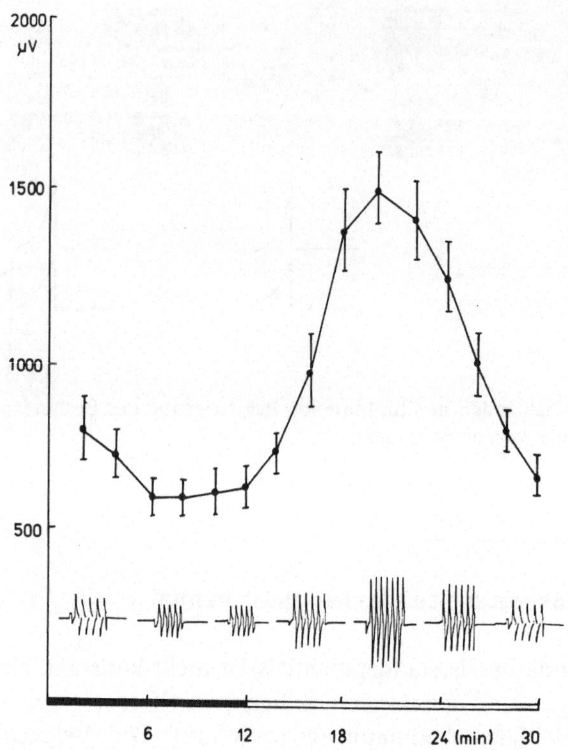

Abb. 17. Indirekte Registrierung des Bestandspotentials des Auges (EOG) während der Dunkeladaptation (*dunkler Teil der Abszisse*), während der anschließenden Helladaptation (*heller Teil der Abszisse*) und die aus solchen Registrierungen gewonnene EOG-Kurve (*ausgezogene Linie* mit Standardabweichungen: Mittelwertkurve der Augengesunden). *Ordinate:* EOG-Amplitude in Mikrovolt

Zapfenbereich als auch der Stäbchenbereich der Netzhaut tragen zum Hellanstieg des Bestandspotentials bei (Gouras et al. 1963, Elenius et al. 1966), wobei die örtliche Rezeptorzelldichte der helladaptierten Retina eine wichtige Rolle spielt (Krüger 1981). Abhebungen der Rezeptoren vom Pigmentepithel, wie z.B. bei Amotio retinae, führen zu einer Verminderung des Belichtungsanstiegs in Abhängigkeit vom Ausmaß der Schädigung. Einflüsse innerer Netzhautschichten auf das Bestandspotential werden z.B. bei Gefäßverschlüssen sichtbar.

3.1.3
Der lichtunabhängige Teil im Bestandspotential (Basispotential)

Das Basispotential entsteht im transepithelialen Potential entlang des RPE und wird vom Potentialunterschied zwischen der „apikalen", der der Rezeptorschicht angrenzenden, und der „basalen", der der Aderhaut angrenzenden Membran des Pigmentepithels bestimmt. Die Steigerung des Bestandspotentials bei Helladaptation bedeutet eine Depolarisation der Basalmembran (Steinberg et al. 1979, 1983). Hypoxie wie auch Hyperkapnie führen zur Erhöhung sowohl des Basispotentials als auch des lichtabhängigen Teils (Niemeyer et al. 1984). Erkrankungen des Augenhintergrunds beeinflussen die beiden Komponenten des Bestandspotentials – je nach Lokalisation des Schadens – unterschiedlich. Eine Schädigung des Pigmentepithels (z. B. Retinitis pigmentosa) führt allmählich zum völligen Verlust des lichtabhängigen Teils, während das Basispotential lange Zeit erhalten bleibt (s. Abschn. 5.4.1). Bei Erkrankungen der Aderhaut dagegen stellt man eine erhebliche Reduzierung des Basispotentials fest, wobei der Hellanstieg deutlich registrierbar bleibt. Bei totaler Aderhautabhebung erreicht sogar das Basispotential den Nullwert (Alexandridis 1970), während bei totaler Netzhautablösung lediglich der lichtabhängige Teil des EOG erlischt und das Basispotential erhalten bleibt (vergl. Kap. 15). Alle diese Beobachtungen fügen sich in die Annahme, daß die Aderhaut (Choriokapillaris) ein ganz wesentlicher Moderator des Potentialunterschieds zwischen apikaler und basaler Membran des retinalen Pigmentepithels ist.

3.1.4
Die Elektrookulographie (EOG) als klinische Untersuchungsmethode

Für das klinische EOG hat sich die Methode von Arden et al. (1962) bewährt, obwohl sie einen gewissen Kompromiß zwischen der Exaktheit der Untersuchung und dem klinisch begrenzten Zeitaufwand darstellt. Im wesentlichen wird der Unterschied zwischen dem 1. Dunkeltal während Dunkeladaptation und dem 1. Hellgipfel bei anschließender Helladaptation bewertet (Arden-Ratio).

Eine andere Methode stellt die Prüfung des Verhältnisses zwischen Hellgipfel und absolutem (stabilem, schwankungsfreiem) Basispotential nach 40minütiger Dunkeladaption dar.

3.1.5 Standard-EOG

Die hier beschriebenen Bedingungen zur EOG-Untersuchung entsprechen den Empfehlungen der ISCEV.

Die Untersuchung beginnt unter normaler Raumbeleuchtung. Vor der EOG-Ableitung sollten Untersuchungen mit Exposition der Netzhaut gegenüber hoher Lichtintensität (FAG, Ophthalmoskopie) vermieden werden. Man kann unter Mydriasis oder bei spielender Pupille registrieren. Aus praktischen und zeitlichen Gründen bevorzugt man meist die Untersuchung bei spielender Pupille.

Ableitungselektroden. Die Ableitung erfolgt mit kleinen, unpolarisierbaren Silber-Silberchlorid- oder Goldelektroden. Vier dieser Elektroden werden mit Elektrodenpaste beschichtet und mittels Klebringen auf die vorher mit Äther gereinigte und getrocknete Haut neben dem Lidwinkel befestigt. Eine weitere Elektrode an der Stirn dient zur Erdung.

Reizfeld/Fixation. Mit den befestigten Elektroden sitzt der Patient vor einer Perimeterhalbkugel und führt reproduzierbare Blickwendungen aus (Abb. 16). Hierzu blickt er abwechselnd je 1 von 2 Fixierlämpchen an, die er im 0°-Meridian unter einem Winkel von 30° wahrnimmt. Das zeitliche Intervall zwischen 2 Blickbewegungen sollte 1–2,5 s betragen.

Helladaptation. Die Leuchtdichte der Halbkugelinnenfläche während der Helladaptionsphase sollte zwischen 400 und 600 cd/m² (spielende Pupille) bzw. zwischen 50 und 100 cd/m² (erweiterte Pupille) betragen.

• Standardprotokoll

Hellgipfel/Dunkeltal. Nach der 1. Potentialregistrierung („Ausgangswert“) wird während 15minütiger Dunkeladaptation alle 1–2 min registriert und der Verlauf des Ruhepotentials verfolgt. Die weitere Registrierung erfolgt während der anschließenden 18–20minütigen Helladaptation. Die Aufzeichnung der abgeleiteten Potentiale erfolgt nach Wechselspannungsverstärkung.

Hellgipfel/Absolutes Basispotential. Will man das Verhältnis zwischen Hellgipfel und stabilem Basispotential (ohne Schwankungen) prüfen, so ist vor Beginn der Untersuchung eine 40minütige Dunkeladaptation notwendig. Fünf Minuten vor Beginn der anschließenden Helladaptation sollte die Registrierung beginnen. Damit kann man sich von der Stabilität des Basispotentials überzeugen. Alle anderen Bedingungen sind für beide Messungen identisch.

3.1.6 Auswertung des EOG

Alle 1–2 min werden die registrierten Potentialschwankungen graphisch oder arithmetisch gemittelt und in ein Koordinatensystem eingetragen, bei dem die Abszisse die Zeit in Minuten, die Ordinate die Amplitude in Mikrovolt angibt (Abb. 17). Nach Arden liegt das Verhältnis von maximalem Potential bei Helladaptation zum minimalen Potential bei Dunkeladaptation bei 2 oder darüber. Liegt der Wert unterhalb von 1,85, so gilt das EOG als möglicherweise pathologisch, unter 1,6 als sicher pathologisch. Das Verhältnis Hellgipfel/Basispotential ist in der Regel niedriger als das Verhältnis Hellgipfel/Dunkeltal.

3.1.7 Faktoren, die das EOG beeinflussen

Zur Aufrechterhaltung des Spannungsunterschieds zwischen Aderhaut und innerer Netzhautschicht wird eine „R-Membran" postuliert, die normalerweise einen Potentialausgleich verhindert. Entzündliche Prozesse, wie die Chorioretinitis, durchbrechen diese R-Membran und sorgen für eine Herabsetzung der Potentialhöhe im EOG. Durch Dystrophie (tapetoretinale oder tapetochorioidale Degenerationen) wird die R-Membran undicht. Auch der Zirkulationszustand der Aderhaut und der Netzhaut beeinflußt das EOG. Neben den inter- und intraindividuellen Variationen, die sehr erheblich sein können (Müller et al. 1970, Zonneweldt et al. 1980), wird die EOG-Amplitude auch von der Bulbuslänge und -lage beeinflußt. Beim Exophthalmus ist das EOG auf der Seite größerer Prominenz niedriger. Anders verhält sich das EOG-Potential, wenn die größere Prominenz des Bulbus achsenlängenbedingt ist (Alexandridis et al. 1975). Bei normalem Fundus ergibt sich dann ein höherer Wert für das Bestandspotential als bei Kurzbau des Auges. Ausgeprägte myopische Veränderungen führen dagegen zu einem herabgesetzten Bestandspotential.

Empfindlich beeinflußt wird das EOG auch durch das kontralaterale Auge. Das heißt, das Potential des adduzierten Auges stört das Potential des abduzierten Auges und umgekehrt. Bei normalem EOG auf der einen und nicht vorhandenem Bestandspotential auf der anderen Seite (z.B. bei einseitigem Anopthalmus) kann man diesen Einfluß direkt sichtbar machen, indem man gegensinnige Potentiale auf der enukleierten Seite registriert.

Fazit

- Das Bestandspotential des Auges wird im retinalen Pigmentepithel (RPE) generiert.
- Zu unterscheiden sind ein Basispotential und ein lichtabhängiger Teil des Bestandspotentials. Das Basispotential wird von der Aderhaut her moduliert, der lichtabhängige Teil von der Netzhaut her.

3.1.8 Schnelle Oszillationen

Außer der bisher beschriebenen langsamen Oszillation des Bestandspotentials kann man ohne Schwierigkeit mit Hilfe der EOG-Methode auch rasche Oszillationen registrieren, die sich durch Hell-Dunkel-Stimulation von jeweils 1minütiger Dauer hervorrufen lassen. Bei Dunkelheit steigt hierbei das Ruhepotential an, um bei Helligkeit abzufallen. Dabei lassen sich simultan bei Wiederholung der Hell-Dunkel-Intervalle über längere Zeit auch die langsamen Oszillationen registrieren. Die von Kolder et al. (1966) beobachteten schnellen Oszillationen haben in der Klinik bislang wenig Anwendung gefunden, und auch ihre Herkunft ist nicht widerspruchsfrei geklärt. Während Valeton et al. (1982) die Quelle der schnellen Oszillationen in der Rezeptorschicht lokalisierten, fanden sich diese Potentiale bei Sektor-Retinitis-pigmentosa pathologisch und bei diabetischer Retinopathie erloschen (Thaler et al. 1983), dagegen bei kongenitaler Nachtblindheit, bei Intoxikationen (Thaler et al. 1979, De Rouck 1981) und bei vitelliformer Makuladegeneration (Weleber 1989) intakt.

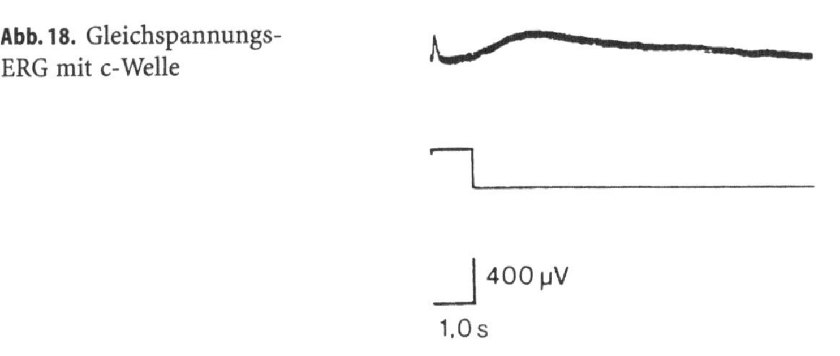

Abb. 18. Gleichspannungs-ERG mit c-Welle

3.2
Die c-Welle

Die c-Welle ist ein langsamer, kornea-positiver Teil der elektrischen Lichtantwort des Auges (Abb. 18), der sowohl Komponenten des RPE als auch der neuralen Netzhaut enthält (Steinberg 1985). Die c-Welle wird von einem Potential iridoziliaren Ursprungs überlagert, welches der lichtreflektorischen Pupillomotorik zuzuordnen ist (Dodt 1951a). Zur Isolation der c-Welle benötigt man daher die Zykloplegie und zur Registrierung dieses langsamen Vorgangs spezielle Techniken, wie z.B. Chopper-Verstärker oder Gleichspannungsverstärkung und unpolarisierbare Elektroden.

Erst Reize mehrerer Zehnerpotenzen oberhalb der b-Wellen-Schwelle können deutliche c-Wellen auslösen. Amplitude und Gipfelzeiten nehmen mit der Stimulationsdauer zu. Reizintensität und -darbietungszeit müssen jedoch beschränkt werden, um Artefakte durch reflektorische Lidbewegungen zu vermeiden. Wegen der Korrelation mit dem Reiz sind solche Artefakte auch durch Summation nicht sicher zu eliminieren. Die c-Wellen-Amplitude zeigt zyklische Variationen (Skoog et al. 1974). Schließlich kann die c-Welle auch bei Normalprobanden völlig fehlen (Täumer et al. 1976).

All dies steht der klinischen Verwendung der c-Welle, welche eigentlich von Interesse wäre, im Weg, z.B. zur Diagnostik der vitelliformen Makuladegeneration (Röver et al. 1980a), zur Frühdiagnose einer Speicherung melanotroper Drogen wie z.B. Resochin (Calissendorf 1976). Auch nach Wiederanlegung einer abgehobenen Netzhaut fand sich eine Pathologie der c-Welle (Krastel et al. 1980).

Auch Einflüsse aus den inneren Netzhautschichten werden faßbar: Ein völliges Fehlen der c-Welle bei angeborener Nachtblindheit konnte von verschiedenen Untersuchungsgruppen nachgewiesen werden (Heilig et al. 1973, Krastel et al. 1979). Auch die Veränderungen bei retinalen Gefäßverschlüssen weisen darauf hin, daß die Netzhautinnenschichten die c-Welle beeinflussen (Textorius 1978).

Wegen der genannten methodischen Besonderheit kam es bislang nicht zur breiten klinischen Anwendung der c-Welle.

KAPITEL 4

Visuell evozierte kortikale Potentiale (VECP oder VEP)

Die elektrische Hirnaktivität, das Elektroenzephalogramm, enthält eine Fülle von Potentialen, die sich sämtlich überlagern. Der dem visuellen Kortex zuzuordnende Teil läßt sich nur mit besonderen Methoden isolieren. Dazu kann das Signal-Rausch-Verhältnis durch eine gezielte Korrelation mit dem visuellen Reiz verbessert werden.

Mit Hilfe von Hautelektroden kann man über den Okzipitalpol des Schädels die durch die Sehbahn zum Sehkortex weitergeleiteten visuellen Signale, welche subkortikal und kortikal weiterverarbeitet werden, als visuell evozierte kortikale Potentiale (VECP) ableiten. Generell wird angenommen, daß diese Potentiale zentralen genikulokalkarinen Bahnen entstammen.

4.1 VEP in der Klinik

Je nach Reizmethode unterscheidet man zwischen Helligkeits-VECP *(H-VECP)* und Muster-VECP (*M-VECP*). Zur Registrierung des H-VECP werden dem Auge Lichtblitze variabler Frequenz dargeboten. Das M-VECP registriert man auf sich umkehrende Schachbrett- oder Streifenmuster (Musterumkehrreize) oder auf Muster-an-Muster-aus-Reize. Dabei werden 2 prinzipiell unterschiedliche methodische Ansätze genutzt, die im folgenden beschrieben werden.

„Transientes VEP"

Bei langsamer Musterumkehrfolge (0,5 – 2 Hz) ist die Antwort auf einen Stimulus bereits abgeklungen, wenn der nächste Stimulus dargeboten wird. An jeden Stimulus schließt sich eine Analyseperiode an. Zahlreiche dieser Analyseperioden werden in ihrem zeitlichen Potentialablauf gespeichert und summiert. Potentialauslenkungen, die in zeitlichem Bezug zum Stimulus und damit zum Beginn jeder Analyseperiode stehen, superponieren sich. Der Prozeß entspricht einer Mittelwertbildung zu jedem distinkten Zeitpunkt der Analyseperiode, dem sog. *Averaging*. Der Faktor, um den sich das Signal-Rausch-Verhältnis verbessert, entspricht der Quadratwurzel aus der Zahl aufsummierter Analyseperioden. Der Zeitbedarf bemißt sich aus der Reizfrequenz und der benötigten Anzahl von Summationen (z.B. 100). Resultat einer solchen Registrierung ist ein charakteristischer Potentialverlauf über die Zeit. Amplituden und – als diagnostisches Kriterium beim VEP besonders wichtig – Latenzen können abgegriffen werden. Das transiente M-VEP auf Musterumkehrreize ist mit seiner Robustheit und mit der gut reproduzier- und erfaßbaren P-100-Antwort ein in der Ophthalmologie und in der Neurologie in breiter Anwendung befindliches Standardverfahren geworden.

Steady-state-VEP

In der Regel wird das Steady-state-VEP auf Musterumkehrreize, aber auch auf Lichtblitze (s.u.) registriert. Bei rascher Reizfolge (z.B. 3–50 Hz) nähert sich die Antwort einem Sinus an, und zwar umso mehr, je höher die Frequenz ist. Auch hier kann natürlich ein Averaging erfolgen. Besonders rasch gibt die Frequenzanalyse mittels Fourier-Transformation Auskunft über die Amplitude der Antwort und – anstelle der Latenz – über ihre Phase bei der gewählten Frequenz. Das Originalsignal steht nach der Fourier-Transformation nicht mehr zur Verfügung, ist allerdings im Fall der Sinusantwort auch nicht informativ.

Beim Blitz-VEP zeigt sich eine große Varianz der transienten Antworten und somit eine Erschwerung der Befundinterpretation. Dagegen sind Steady-state-Antworten auf mittel- bis hochfrequente Blitzfolgen (Flimmerstimuli) gut verwertbar. Solche Blitz-VEP lassen sich auch bei getrübten Medien, sogar bei geschlossenen Lidern, ableiten. Sie können auch am bewußtseinseingeschränkten oder narkotisierten Patienten gewonnen werden.

Klinisch wichtig ist, daß die VEP-Registrierung die Funktion des zentralen Gesichtsfeldes wiedergibt, auch wenn das stimulierte Areal deutlich darüber hinausreicht. Dieses gilt auch für das Blitz-VEP, welches so – in begrenztem Ausmaß – Informationen über die Makulafunktion geben kann.

Beim Muster-VEP nimmt die Größe maximal effektiver Musterelemente nach parazentral zu, so daß sich der Schwerpunkt der diagnostischen Aussage mit groben Mustern etwas aus dem Zentrum verlagert. Doch erfaßt das VEP die Gesichtsfeldaußengrenzen kaum. Die oberflächenferne Repräsentation der Gesichtsfeldperipherie im visuellen Kortex bedingt, daß Signale aus peripheren Gesichtsfeldanteilen im VEP nur schwer erfaßt werden können. Auf dieser Konstellation beruht der große Schwierigkeitsgrad einer VEP-Perimetrie, für die bislang kein klinisch verwertbares Verfahren zur Verfügung steht.

4.1.1 Ableitung

Aus der EEG-Literatur sind zahlreiche Elektrodenpositionen und Systeme bekannt. Für die ophthalmologische Anwendung bevorzugen wir eine möglichst einfache Elektrodenanordnung. Die Oberflächenelektroden werden okzipital oder okzipital und parietal befestigt. In die klinische Routine wurden monopolare und bipolare Ableitungen eingeführt. Eine Ableitungselektrode befestigt man etwas oberhalb der Protuberantia occipitalis externa („Inion"). Eine 2. Elektrode wird parietal, am Mastoid oder am Ohr befestigt (Abb. 19). Eine 3. Elektrode am 2. Ohr oder an der Stirnhaut dient zur Erdung.

Die Elektroden sind Silber-Silberchlorid-Elektroden oder Goldelektroden. Die registrierten Potentiale werden nach Wechselspannungsverstärkung einem Summationsgerät zugeführt, welches den Summationsvorgang mit jedem Lichtreiz neu beginnt. Das auftretende elektrische Signal wird zeitgerecht zu den bereits gespeicherten addiert, so daß gleiche Zeiten nach dem Stimulus auf gleiche Kanäle im Rechner fallen. Meist sind zwischen 64 und 256 Summationsschritte nötig, um das VEP zu isolieren.

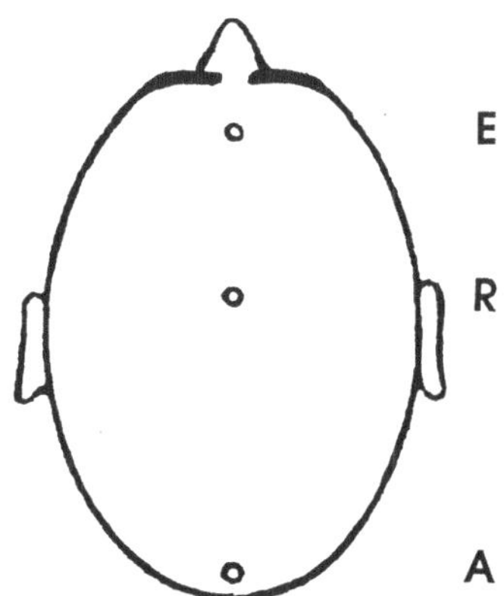

Abb. 19. Befestigung der Elektroden zur VEP-Registrierung. *A* Aktive Elektrode (2–3 cm oberhalb von Inion), *R* Referenzelektrode (40% der Distanz Nasion/Inion), *E* Erdelektrode

4.1.2 Reizanordnung und Registrierung

Lichtblitz-VEP

Verwendet wird hierzu in der Regel ein Photostimulator (z.B. Stroboskoplampe). Nach den Empfehlungen der ISCEV sollte die dargebotene Reizfläche mindestens 20°, die Reizdauer maximal 5 ms betragen. Die Intensität des diffusen Reizlichtes sollte in der Größenordnung von 3 cd.s/m² liegen. Man kann dafür auch den Standardblitz für ERG verwenden. Da beim Blitz-VEP keine Anforderungen an die Abbildungsqualität bestehen, kann auch eine Blitzbrille mit Leuchtdioden Verwendung finden. Damit lassen sich sogar am Krankenbett und bei bewußtseinseingeschränkten bzw. bewußtlosen Patienten VEP registrieren.

Umkehrmuster-VEP

Für VEP-Untersuchungen, die die Ophthalmologie betreffen, eignet sich besonders die Methode der Schachbrettumkehrmuster. Alternativ kann man auch Streifenmuster oder Gittermuster verwenden. Die Verwendung von Videomonitoren zu diesem Zweck ist heute die Methode der Wahl. Die Schwarz-Weiß-Umkehrmuster alternieren mit einer Frequenz von 2/s. Das Integral der dargebotenen Helligkeit (ca. 100 cd/m²) bleibt dabei konstant, so daß eine Kontrastantwort registriert wird. Der Musterkontrast beträgt ca. 75 %. Man sollte zumindest 3 verschiedene Kantenlängen der Umkehrmuster verwenden: 1°, 30′ und 15′. Das stimulierte Gesichtsfeld sollte größer als 15° sein.

Muster-an-Muster-aus-VEP

Bei dieser Untersuchung erscheinen und verschwinden die Muster in einem diffusen Hintergrund. Die Darbietungszeit der Muster sollte 200 ms, das Intervall 400 ms betragen. Alle anderen Bedingungen entsprechen dem Umkehrmuster-VEP.

Zur Registrierung *transienter Potentiale* können nicht mehr als 2 Musterwechsel pro Sekunde dargeboten werden, da die Einzelreize in einem solchen zeitlichen Abstand aufeinander folgen müssen, daß die okzipitale Antwort auf den vorausgehenden Stimulus abgeklungen ist.

Will man *Steady-state-Potentiale* registrieren, muß man die Frequenz der Musterwechsel auf 5–25 Hz erhöhen. Hierbei geht zwar die Informa-

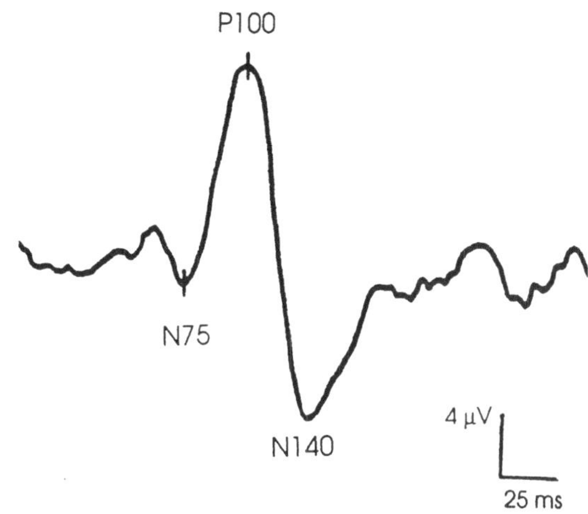

Abb. 20. Transientes VEP auf Musterumkehrreize. Der positive Potentialgipfel (P) ist nach oben dargestellt. P100: Erster positiver Potentialgipfel nach Reizbeginn. Kantenlänge der Musterelemente 60′; Reizfeldgröße 10°; mittlere Leuchtdichte 80 cd/m^2; Kontrast 0,9; Wechselfrequenz 2 Hz. Summationskurve von 100 Durchläufen

tion über die Wellenform und Latenz der Einzelantwort verloren, aber es gelingt besonders rasch, einen Amplitudenmittelwert aus einer großen Zahl von Einzelmessungen zu gewinnen.

4.1.3 Auswertung der registrierten Potentiale

Latenz

Der Hauptvorteil des transienten VEP liegt darin, daß man bei dieser Registrierung die Nervenleitungsgeschwindigkeit direkt messen kann. Dazu bestimmt man die Gipfelzeit von P100, d.h. die Zeit zwischen Musterumkehr und dem Gipfel der 1. positiven Welle (Abb. 20) der Antwort. Für Augengesunde werden in der Literatur Werte zwischen ca. 90 und 110 ms angegeben, je nach Reiz- und Ableitungsbedingungen. Bei Säuglingen ist die VEP-Latenz länger als beim Erwachsenen. Mit zunehmender Reifung der Markscheiden wird die Latenz deutlich kürzer (Celesia et al. 1977).

Die klinische Anwendung der VEP-Latenz hat besondere Bedeutung bei der Aufdeckung von Entmarkungsherden im N. opticus, aber in jüngerer Zeit auch bei Kompressionssyndromen des N. opticus. Hierbei kann es gelingen, mit Halbfeldreizung Latenzverzögerungen und/oder Amplitudenreduktionen nachzuweisen, die auf einen Teil des Gesichtsfeldes beschränkt sind (Staudacher et al. 1985).

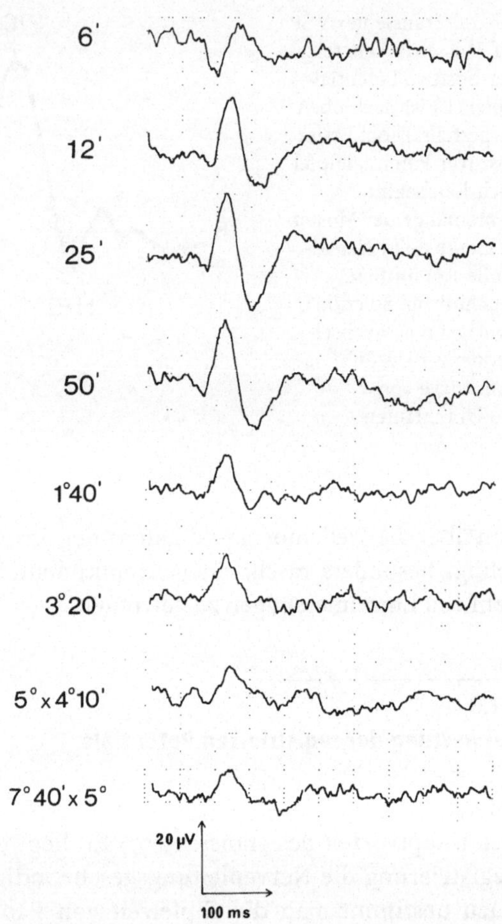

Abb. 21. Transiente VEP-Kurven in Abhängigkeit von der Größe der Musterelemente. Reizfeldgröße 7° 40′ x 9° 50′; mittlere Leuchtdichte 80 cd/m²; Kontrast 0,9; Wechselfrequenz 2 Hz. Summationskurven von jeweils 32 Durchläufen

Amplitude

Hier wird die Spannungsdifferenz zwischen der 1. negativen Auslenkung (N1 = N75) und der 1. positiven Auslenkung (P1 = P100) beurteilt. Die Amplitude kann man benutzen, um Amplituden-Mustergrößen-Kennlinien aufzustellen, die eine Grundlage zur objektiven Beurteilung des Visus darstellen (Abb. 21). Außer der Textur des Musters sind für die Antwort Helligkeit und Kontrast verantwortlich. Die Einwirkung dieser Kenngrößen auf das VEP ist in der Regel nicht linear, sondern zeigt ein „Tuning“, d.h. es läßt sich eine Eingangsgröße für das System definieren, die maximale Antworten im VEP erzeugt. Kennwerte, die darunter, aber auch solche, die darüber liegen, lösen kleinere Antworten aus. So lassen sich für verschiedene Bedingungen sowohl optimale Musterelemente als auch ein optimaler (mäßiger) Kontrast definieren. Wählt man die Musterelemente größer oder kleiner, den Kontrast stärker oder schwächer, so kommt es zur Reduktion der VEP-Amplitude. Auch die Lokalisation der Musterreize auf der Netzhaut hat unterschiedlichen Einfluß auf das VEP. Bei Reizung der oberen Netzhauthälfte ist die Amplitude des VEP größer und die Latenz kürzer gegenüber einer Reizung der unteren Hälfte (Lehmann et al. 1979).

4.1.4 Fehlerquellen bei der VEP-Registrierung

Wie bei allen elektroophthalmologischen Verfahren findet sich eine Hauptfehlerquelle bei der VEP-Ableitung in den Elektroden und deren Anbringung. Die Positionierung der Elektroden dürfte beim vom Ophthalmologen bevorzugten, möglichst einfachen System (okzipital/parietal/Stirn, in der Mittellinie) zwar kein Problem darstellen; schwieriger ist die Erzielung der notwendigen niedrigen Impedanz (unter 10 Ω) der Elektroden. Die Impedanz muß mit dem VEP-Registriergerät leicht und auch zwischen den Analyseperioden ohne Änderung der Anordnung prüfbar sein. Die für die erwünschte niedrige Impedanz notwendige Entfettung und Anrauhung der Haut ist am behaarten Kopf nicht immer einfach zu erzielen.

Gegenüber der früher verwendeten Erdung am Ohr ist die Erdung an der Stirn wegen der wesentlich stabileren elektrischen Situation zu bevorzugen.

Weitere Fehlerquellen liegen in ungünstigen Abbildungseigenschaften und mangelhafter Fixation. Ein medienbedingt schlechter Visus unter 0,1 bedingt ein schlechtes Muster-VEP. Man muß darauf achten, daß die optische Korrektur des Patienten, ggf. zusammen mit seiner Akkommodation, die scharfe Abbildung des Reizmusters ermöglicht. Die Beobachtungsdistanz, die in der Regel weder der in der Brille berücksichtigten Fern- noch der Nahkorrektur entspricht, muß beachtet werden.

Der Musterwechsel kann im Sinn einer Scheinbewegung hin- und herrückender Musterelemente interpretiert werden, welche dann zu optokinetischen Effekten und Störungen in der Ableitung durch mangelhafte Fixation führt. Außer einer punktförmigen Fixationshilfe in der

Schirmmitte sollten auch Ringe oder Rahmen zur Verfügung stehen, die genutzt werden können, um trotz eines (relativen) Zentralskotoms die Blickrichtung zu zentrieren.

Fazit

- Für die Elektrodiagnostik der visuellen Bahn werden aus dem EEG die visuell evozierten kortikalen Potentiale (VECP, VEP) isoliert.
- Für die klinische Routine eignet sich besonders die Registrierung der „transienten" Potentiale auf Musterumkehrreize. Damit kann man die Nervenleitungsgeschwindigkeit messen, indem man die Latenz (Gipfelzeit) der P100-Welle bestimmt. Entmarkungsläsionen im Optikus führen zur Verlängerung der Latenz.

Teil B:
Pathologie der visuellen Elektropotentiale und ihre Relevanz für die Klinik

Objektive Information über die Funktion von Fundus und Sehbahn bei getrübten Medien

Es gelingt nicht immer, mit Hilfe der Anamnese und der Untersuchungsmöglichkeiten in der Praxis Aussagen über das voraussichtliche Sehvermögen des Auges nach Sanierung getrübter optischer Medien zu machen. So können auch Medientrübungen die Indikation zur elektrodiagnostischen Untersuchung bieten.

5.1 Objektive Information vor einer Kataraktoperation

Verdacht auf Netzhautläsion

Vor einer Kataraktoperation stellt sich natürlich die Frage nach der Prognose für den Visus. Besteht der Verdacht auf eine umschriebene Schädigung der Netzhautmitte, z. B. eine senile Makuladegeneration, so ist die Frage nach dieser Prognose, z. B. bei sehr ausgeprägt getrübter Linse, nicht leicht zu beantworten. Bei einem solchen umschriebenen Netzhautschaden bringt auch die Hinzuziehung der okulären Elektrodiagnostik wenig weitere Erkenntnisse. Zwar können ERG-Amplitude oder EOG-Lichtanstieg etwas reduziert sein. Bei Cataracta brunescens ist jedoch nicht einfach zu entscheiden, ob der Befund nicht zu Lasten des Filtereffekts der Medientrübung zu rechnen ist. Zur Identifikation von Filtereffekten ist die Kennlinie nützlich, die den Zusammenhang zwischen Lichtintensität und ERG beschreibt. Meist steht allerdings die *lichtstreuende* Wirkung der Medientrübung gegenüber der *Lichtschwächung* im Vordergrund, so daß das ERG bei Katarakt häufig normal ausfällt. Nur sehr dichte, bruneszierende Linsen verursachen eine relative Schwächung der retinalen Beleuchtung, deren Einfluß auf das ERG dann durch erhöhte Intensität des Reizlichts wieder ausgeglichen werden kann. Vice versa sieht das ERG bei Verwendung des Standardreizlichts so aus, als hätte man einen Filter in den Strahlengang gebracht. Läßt sich dagegen trotz hoher

Reizlichtintensität eine erhebliche Reduktion der ERG-Amplitude erkennen, dann kann man den Ausfall eines erheblich großen Netzhautteils vermuten, wie z. B. bei einer partiellen Netzhautablösung. Sind zusätzlich die Latenzen verzögert, so muß man eine diffuse Schädigung der Netzhaut, z. B. durch einen dystrophischen Prozeß, vermuten. Die Reduzierung einzelner Komponenten spricht für eine Schädigung einzelner Netzhautschichten. Ein linearer Zusammenhang zwischen der Reduktion der Potentialamplitude und dem Umfang z. B. der abgehobenen Netzhautfläche oder des toxischen oder dystrophischen Netzhautschadens läßt sich jedoch nicht herstellen. Bei totaler Netzhautablösung ist meistens kein ERG mehr erfaßbar, oder es finden sich Antworten stark wechselnder, meist sinkender Amplitude bei aufeinanderfolgenden Reizungen.

Für eine orientierende Voraussage über die postoperative Sehfunktion bei Verdacht auf eine zentrale Netzhautläsion kann man das ERG mit einem Blitz-VEP kombinieren, da das VEP den Funktionszustand der Gesichtsfeldmitte darstellt, auch wenn die Stimulation im Ganzfeld erfolgt. Zweckmäßige Stimulusparameter für das VEP sind z. B. 3 cd.s/m^2 Intensität und 25 Hz Frequenz.

Verdacht auf Aderhautläsion

Vermutet man hinter einer Katarakt eine Aderhautabhebung, z. B. als Folge einer fistulierenden antiglaukomatösen Operation, dann ist zur Bestätigung der Diagnose das EOG hilfreich. Ähnlich wie bei der aktiven Chorioretinitis disseminata oder einer Panuveitis (s. S. 74) vermindert sich bei der Aderhautabhebung das Basispotential fast bis zur Nullinie, während ein Lichtanstieg noch erkennbar bleibt (Abb. 22).

Nach Wiederanlegung der Aderhautabhebung erholt sich das Basispotential. Die EOG-Amplitude erreicht in wenigen Wochen ihre ursprüngliche Höhe wieder.

Verdacht auf Optikusläsion

Will man bei getrübten Medien – bei normalem ERG- und EOG-Befund – auch noch eine Optikusschädigung durch die elektroophthalmologische Diagnostik ausschließen, dann ist das nur mit dem Blitz-VEP möglich, da die Abbildung eines Musters auf der Netzhaut wegen der Medientrübung nicht gelingt. Aussagen über den postoperativen Visus sind jedoch mit dem Blitz-VEP nur annähernd und auch nicht immer möglich (Fricker 1971). Eine wichtige Hilfe bei der Erfassung von Optikusläsionen in

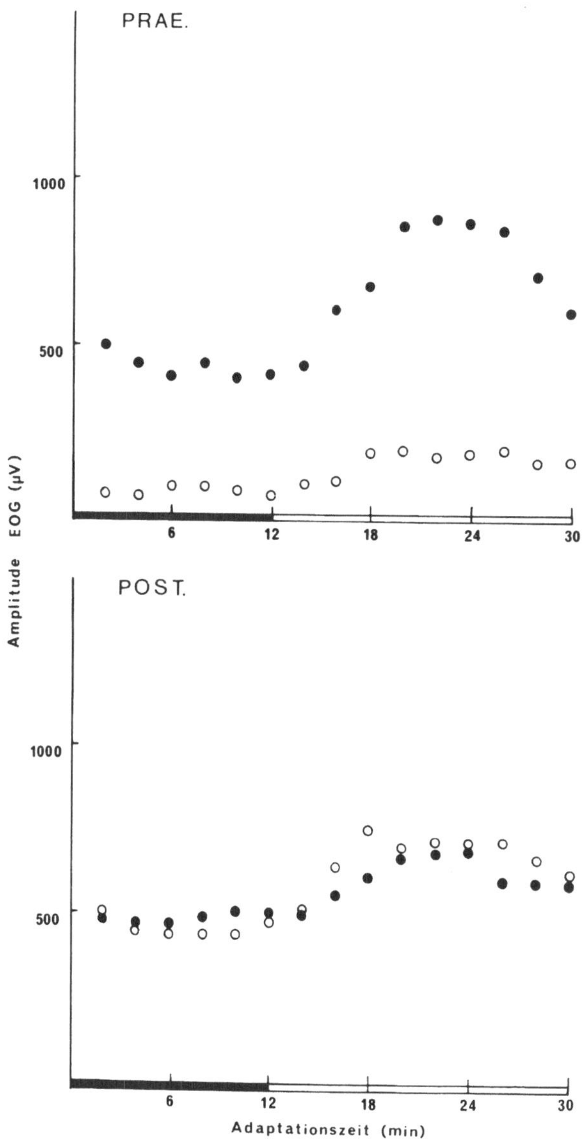

Abb. 22. EOG bei Aderhautabhebung (*oben, leere Symbole*) im Vergleich zum aderhautintakten Auge (*gefüllte Symbole*). *Unten:* Befund 2 Wochen nach operativer Wiederanlegung der Aderhaut

solchen Fällen bietet die Beurteilung der Latenz der Pupillenlichtreflexe (Alexandridis et al. 1982).

5.2 Vorbereitung zur Vitrektomie

Anders als vor einer Kataraktoperation ist die Elektrodiagnostik vor einer geplanten Vitrektomie, neben der Ultrasonographie, eine wichtige Untersuchung. Aber auch mehr noch als bei der Katarakt ist die Kenntnis des klinischen und echographischen Befunds essentiell, um Fehlinterpretationen des ERG-Befunds zu vermeiden. Dichte Glaskörpereinblutungen bzw. voluminöse Glaskörperschwarten können eine solche Barriere bilden, daß das Reizlicht die Netzhaut evtl. nicht erreichen kann und somit keine elektrische Lichtantwort ausgelöst wird. So muß vor der Vitrektomie ein reduziertes oder gar „erloschenes" ERG nicht unbedingt eine Netzhautablösung bedeuten. Andererseits können normwertige ERG- bzw. EOG-Potentiale in solchen Fällen als zuverlässiges Kriterium einer im großen und ganzen intakten Netzhaut angesehen werden. Will man eine Optikusschädigung ausschließen, wie z. B. nach traumatischen Glaskörpereinblutungen, so bietet das Blitz-VEP eine zuverlässige Möglichkeit (Crews et al. 1978).

Fazit

- Bei getrübten Medien kann die Hinzuziehung der Elektrodiagnostik die Aussagemöglichkeit über die zu erwartende Funktion nach geplanter Operation bereichern.
- Eine erhebliche Reduktion der ERG-Amplitude bei Cataracta matura ist ein zuverlässiger Hinweis auf eine Netzhautläsion.
- Beim Verdacht auf eine Optikusläsion kann das Blitz-VEP wichtige Hilfe leisten.

KAPITEL 6

Metallosen

Eisen-, Messing- oder Kupferfremdkörper im Auge führen, je nach Lokalisation, über kürzere oder längere Zeit zum Krankheitsbild „Metallose" d.h. zur Netzhautdegeneration, Cataracta complicata und im Spätstadium zum Sekundärglaukom.

In der Regel wird ein intraokularer Fremdkörper nach perforierender Verletzung innerhalb der ersten Tage nach dem Unfall aus dem Auge entfernt. Die Entscheidung zur Entfernung des Fremdkörpers kann jedoch in manchen Fällen (z.B. bei Lokalisation am hinteren Pol) sehr schwierig sein. Die Gefahr von schwerwiegenden Komplikationen gibt Veranlassung, den Eingriff erst dann vorzunehmen, wenn eine Metallose nicht nur droht, sondern ihr Beginn diagnostisch faßbar ist.

Nicht in allen Fällen intraokulärer Metallfremdkörper muß es zur Metallose kommen. Dies hängt von mehreren Faktoren ab. Ein wichtiger Faktor ist die Lokalisation des Fremdkörpers im Auge. Metallsplitter im Glaskörper oder auf der Netzhaut stellen eine viel größere Gefahr dar, als Metallsplitter in der Linse. Bedeutsam ist auch die Verweildauer des Splitters im Auge.

Der evtl. entscheidende, jedoch nicht immer gut kontrollierbare Parameter ist die Zusammensetzung des Metallsplitters. Der Eisensplitter ist der häufigste intraokulare Fremdkörper nach perforierenden Verletzungen. Man weiß, daß korrosionsanfällige Eisensplitter bei entsprechender Lokalisation sehr schnell - innerhalb weniger Wochen - zur Siderose führen können, und daß rostfreier Stahl keine solche Gefahr darstellt. Kupfer ist - trotz des höheren Widerstands gegenüber Korrosion - wegen der hohen Toxizität sehr gefährlich. Nur selten gefährlich für das Auge sind dagegen, wegen extrem geringer Korrosion und Toxizität, Aluminiumsplitter.

Sehr oft ist man nicht in der Lage, die Wahrscheinlichkeit einer Metallose abzuschätzen, da entweder über die Legierung des Fremdköpers oder über die intraokulären Effekte einer speziellen Legierung nichts bekannt ist.

Schon geringe Modifikationen in der chemischen Zusammensetzung können den intraokularen Effekt erheblich beeinflussen: eine 5%ige Nickelbeimischung z.B. macht den Stahl genauso metallosegefährlich wie das pure Eisen (Knave 1970). Die Vielzahl von Legierungen macht eine Vorhersage über das Metalloserisiko im konkreten Einzelfall sehr schwierig.

Aus allen diesen Gründen ist bei Metallosegefahr die elektrodiagnostische Überwachung des Auges in regelmäßigen Abständen besonders wichtig. Elektrodiagnostische Untersuchungen sofort nach der perforierenden Verletzung sind allerdings nur beschränkt verwertbar, da sowohl ERG als auch EOG in den ersten Tagen traumabedingt pathologisch sein werden (Henkes 1957, Gliem et al. 1971, Pinckers et al. 1983). Bei großen korrosionsfähigen Eisensplittern beginnt jedoch die Intoxikation der Netzhaut in wenigen Tagen (Schmidt et al. 1983). Bei derartig großen Splittern wird allerdings an der Indikation zur Entfernung meist ohnehin kein Zweifel sein. Bei kleinen Splittern kann über kürzere oder längere Zeit der Befund der elektrodiagnostischen Untersuchungen normal bleiben. Dies kann bedeuten, daß die Konzentration der Metallionen sehr gering ist oder daß ihre toxische Wirkung die Grenze zur Nervenfaser- und Ganglienzellschicht der Netzhaut noch nicht überschritten hat. Im weiteren Verlauf kann es vorübergehend zu erhöhten ERG-Potentialen kommen (Knave 1969, Alexandridis 1977, Marchese 1991). Dieses Verhalten kann die a-Welle, die b-Welle oder beide betreffen (Abb. 23). Die Potentialsteigerung wird als eine erste Reaktion der Müller-Zellen auf die Ionenveränderungen in der äußeren Retina betrachtet (Good et al. 1988).

Man nimmt an, daß bei Splittern, die im Glaskörper oder im vorderen Bulbus lokalisiert sind, primär eine zytotoxische Wirkung der Metallionen auf die Müller- und Bipolarzellen entsteht, die noch reversibel ist. Die Degeneration der Außensegmente der Lichtrezeptoren und des Pigmentepithels erfolgt danach, vermutlich durch den Transport der Metallionen entlang der Fasern der Müller-Zellen. Tief in der Netzhaut lokalisierte Splitter führen sehr schnell zur Metallose. Die Degeneration der Netzhaut erfolgt durch zytotoxisch wirkende „Siderosomen"; das sind Ferritin enthaltende Inklusionskörperchen, die man in dem Zytoplasma der Müller-Zellen, der retinalen Pigmentepithel- und der Lichtwahrnehmungszellen nachgewiesen hat (Babel et al. 1976, Tawara 1986).

ERG/EOG

Die Störung im ERG beginnt, bevor klinisch oder histologisch Fundusveränderungen erkennbar werden (Declerq et al. 1977). Im weiteren

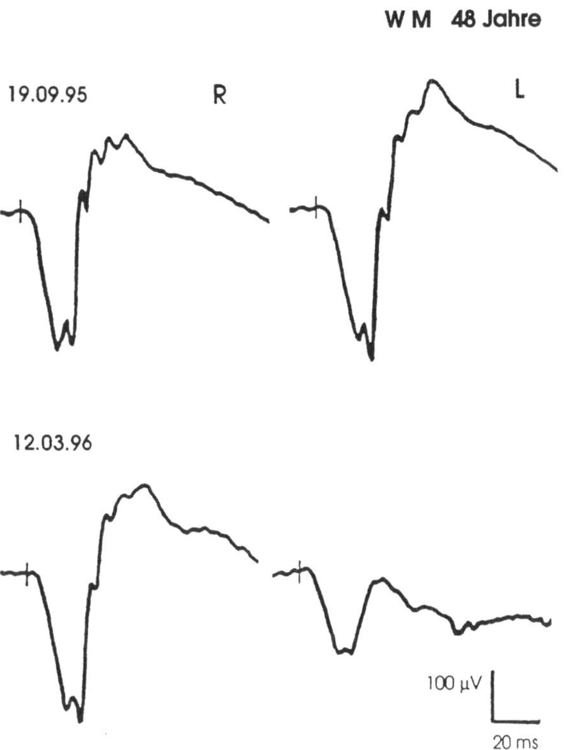

Abb. 23. Licht-ERG bei Metallosis (Siderosis) bulbi. Erhöhte maximale Zapfen-Stäbchen-Antwort im Anfangsstadium der Siderose (*L* linkes Auge). Erhebliche Abnahme der b-Welle bei noch normaler a-Welle 6 Monate später (fortgeschrittene Siderose)

Verlauf beginnt die b-Welle kleiner zu werden. Dies ist jene Phase, in der die Metallionen die Bipolarzellenschicht der Netzhaut erreicht haben. Während die Amplitude der b-Welle abnimmt, werden Latenz und Gipfelzeit länger. Mit dem subnormalen ERG beginnen auch die Einschränkung des Gesichtsfeldes und die Störung der Dunkeladaptation deutlich zu werden. In dieser Phase wird die typische (aber nicht obligatorische) „Negativ-minus-Konfiguration" des Metallose-ERG erreicht: die b-Welle „versinkt" im Tal der a-Welle. Erst nach der b-Welle reduziert sich dann auch die a-Welle.

Von diesem typischen Verlauf kann man einen 2. Verlaufstyp unterscheiden, bei dem beide ERG-Komponenten, sowohl die a- als auch die b-Welle, allmählich in gleichem Umfang kleiner werden (Abb. 23).

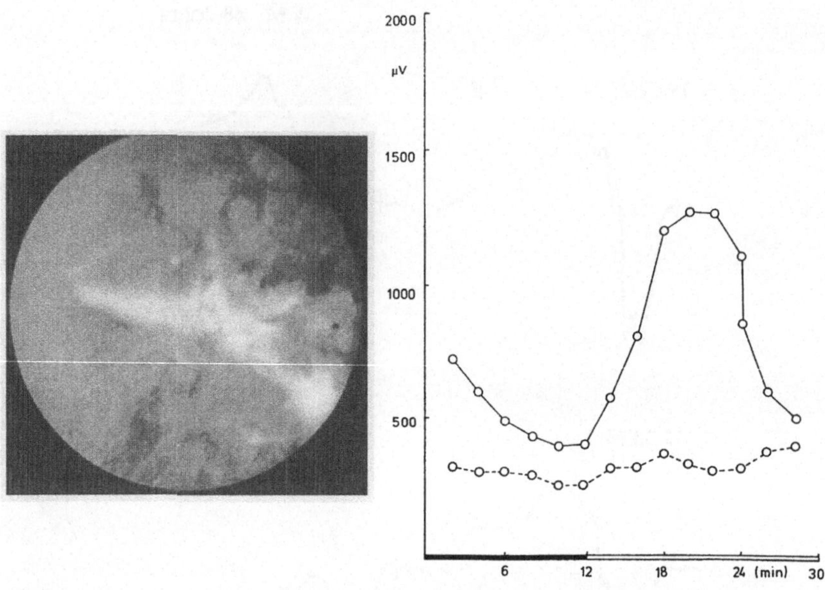

Abb. 24. Metallosis (Siderosis) bulbi. Schwere Retinopathie mit Pigmentverklumpungen und reduziertem Lichtanstieg im EOG sowie reduziertem Basispotential

Nach dem Auftreten subnormaler ERG-Potentiale werden auch morphologische Veränderungen und Pigmentaggregationen in der Netzhautperipherie sichtbar (Abb. 24). In dieser Phase kann die Extraktion des Metallsplitters meist nicht mehr zu einer Restitution der metallosebedingten Veränderungen führen.

Das Elektrookulogramm wird, ähnlich dem Elektroretinogramm, bei der Metallose meist noch vor dem Auftreten klinisch faßbarer Veränderungen pathologisch. Ein normales EOG bei reduziertem ERG bedeutet, daß die metallischen Ionen die Rezeptorschicht und das retinale Pigmentepithel noch nicht erreicht haben. Diese Konfiguration stellt einen Befund mit noch guter Prognose dar. Mit dem Befall dieser Schichten wird der Unterschied zwischen Dunkelwert und Hellwert kleiner, bis der lichtabhängige Teil des EOG völlig erlischt. Bei sehr fortgeschrittenen Stadien kann man auch eine Abnahme des Basispotentials im EOG feststellen (Abb. 24). Je pathologischer der elektrodiagnostische Befund, desto gefährlicher wird auch der Eingriff. Komplikationen wie Glaskörpereinblutung, Netzhautablösung oder auch Phthisis bulbi werden wahrscheinlicher.

Fazit

- Bei Metallosegefahr ist – bei primärer Nichtentfernung des Metallsplitters aus dem Auge – die elektrodiagnostische Untersuchung in regelmäßigen, kurzen Zeitabständen unerläßlich. Elektrodiagnostische Untersuchungen kurz nach einer perforierenden Verletzung sind nicht verwertbar.
- ERG und EOG werden pathologisch, noch bevor die klinischen Veränderungen sichtbar werden. Spätestens in diesem Stadium sollte der Metallsplitter entfernt werden. Nach diesem Stadium werden irreversible Fundusveränderungen manifest.
- Je pathologischer der elektrodiagnostische Befund, desto gefährlicher und komplikationsreicher wird der Eingriff.

KAPITEL 7

Intoxikationen

Visusverfall, Störungen von Farbsinn und Kontrastempfindlichkeit sowie (relative) Zentralskotome bei unauffälligem oder insignifikantem Fundusbefund sind gemeinsame Merkmale zahlreicher verschiedener toxischer Schäden des visuellen Systems. Gerade in den Frühstadien vor Eintritt irreversibler, struktureller Veränderungen ist die Absicherung der Diagnostik durch Erfassung einer objektiven Symptomatik evtl. essentiell. Die ophthalmologische Elektrodiagnostik kann hierzu einen entscheidenden Beitrag leisten.

Die Palette der Substanzen, die zu einer toxischen Amblyopie führen können, ist sehr groß. Bei der hier getroffenen Auswahl, die nur eine begrenzte Übersicht bietet, wurden Arzneimittel, die bei langzeitiger Verabreichung Netzhaut- und Optikusschädigungen verursachen können, bevorzugt und ausführlicher besprochen. (Weiterführende Literatur zur toxischen Amblyopie: Fraunfelder FT [1982] Drug-induced ocular side effects and drug interactions. Lea & Febiger, Philadelphia. Grant WM (1993) Toxikology of the eye. Charles C.Thomas, Springfield, Illinois. Hockwin O, Koch HR [1982] Unerwünschte Arzneimittelwirkungen am Auge. Fischer, Stuttgart.)

7.1 Chloroquin

Im Gegensatz zur Chloroquinkeratopathie der Cornea verticillata ist die Chloroquinretinopathie eine gefährliche, potentiell irreversible Nebenwirkung des Präparates. Bei der Überwachung der Patienten, die über längere Zeit mit Chloroquin (z.B. Resochin) behandelt werden müssen, kommt der Elektrodiagnostik eine wichtige Bedeutung in der Erfassung der medikamentinduzierten Retinopathie zu. Nach wie vor gibt es Indikationen, bei denen die Chloroquinbehandlung unverzichtbar ist, z.B. die primär-chronische Polyarthritis oder der Lupus erythematodes disseminatus. Die Patienten müssen z.T. über Jahre mit hohen Dosen behandelt werden. Hierbei ist die Gefahr der Chloroquintoxikose natürlich höher als bei gelegentlicher Malariaprophylaxe anläßlich einer Tropenreise.

Chloroquin ist eine sog. melanotrope Substanz. Bei Zufuhr von Chloroquin kommt es zu einer langfristigen Kumulation im Pigmentepithel. Das wesentliche Kriterium für die Gefährdung des Patienten durch die Chloroquinzufuhr ist somit die kumulative Gesamtdosis, die, auch über längere Zeit hinweg, verabreicht wurde. 1972 betrug die durchschnittliche Gesamtdosis, welche die damals geprüften Patienten erhalten hatten, 540 g (Stein et al. 1972). Bleibende Schäden werden aber schon nach viel niedrigeren Dosen beobachtet, z.B. nach 255 g (Kubota et al. 1978).

Eine ad-hoc-Kontrolle der Sehfunktionen sollte natürlich dann stattfinden, wenn die Patienten Sehstörungen schildern, z.B. Verschwommensehen, Fehlen von Buchstaben in der Zeile beim Lesen, Blendungsempfindlichkeit oder Dunkelanpassungsstörung. Subjektiv selten geklagt, aber diagnostisch in dieser Phase schon faßbar ist eine Blausinnstörung, manchmal auch eine Pseudoprotanomalie oder beides. Perimetrisch findet man parazentrale Ausfälle, die allmählich zu einem Ringskotom konfluieren. Im weiteren Verlauf können die perizentralen Ringskotome im Gesichtsfeld bis in die Peripherie durchbrechen. Ausgeprägte Defekte zeigt die Perimetrie mit roten Stimuli (Carr et al. 1966) besonders bei rechnergestützter Perimetrie (Krastel 1993).

Das Fundusbild besteht anfänglich aus einer pigmentierten Dystrophie der Makula mit einem pigmentierten, perimakulären Ring, einer Schießscheibenmakulopathie, dem „Bull's Eye" (Abb. 25). In fortgeschrittenen

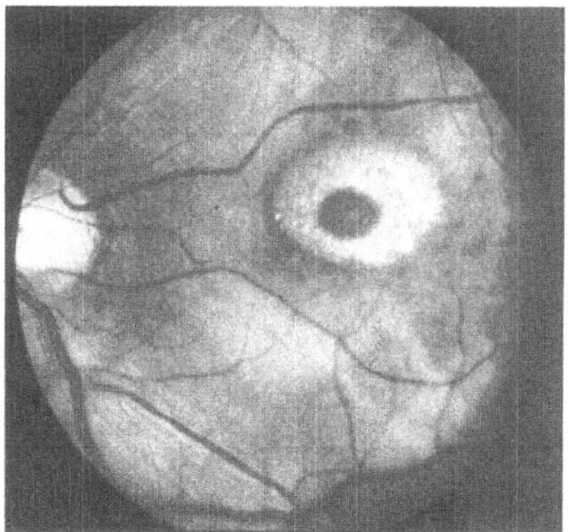

Abb. 25. Chloroquinmakulopathie (Schießscheibenmakulopathie, „Bull's Eye")

Stadien etabliert sich das Bild einer „Pseudopigmentosa“ mit Pfeffer- und Salz-Fundus, ähnlich wie bei einer tapetoretinalen Degeneration. Die Gefäße werden eng und gestreckt, die Papille wird blaß.

ERG/EOG

Die Wertigkeit der einzelnen Methoden zur Frühdiagnostik retinaler Chloroquinnebeneffekte wird in der Literatur unterschiedlich beurteilt. Die Elektrodiagnostik steht hier in Konkurrenz zu dem Farbsinn, der statischen Perimetrie und der Fluoreszenzangiographie (FAG). Es besteht nach wie vor keine Klarheit darüber, welcher der Tests zur Frühdetektion am besten geeignet ist. Wegen der Variabilität dieser Befunde sollte man deshalb sicherheitshalber mehrere Tests anwenden.

In der Regel werden die a- und b-Wellen im Elektroretinogramm noch vor dem klinischen Auftreten der Makulopathie pathologisch. Die Befunde im EOG sind variabel. Noch vor der Manifestation der Retinopathie kann das EOG pathologisch und nach Absetzen der Medikation wieder normal sein (Infante et al. 1983). Aber auch bei „Bulls Eye“ wurden normale EOG-Potentiale registriert (Pinckers et al. 1983). Ingesamt jedoch kann man davon ausgehen, daß sich der elektrodiagnostische Befund bei frühzeitiger Beendigung der Therapie bessert und daß die Störung im ERG und im EOG erst nach Manifestation des Fundusbefunds irreversibel bleibt (Brinkley et al. 1979). Besonders konsequente Kontrollen des Augenbefunds unter Chloroquin sind angezeigt, weil die Affinität der Substanz zum retinalen Pigmentepithel extrem hoch ist. Auch nach Absetzen des Präparats kann deshalb der Schaden noch voranschreiten.

Hydroxychloroquin (z. B. Quensyl) gilt als etwas weniger belastend, hat jedoch prinzipiell dieselben Nebenwirkungen wie Chloroquin.

Praktische Empfehlungen für Kontrollen auf Chloroquinretinopathie

Vor Beginn oder zumindest in der Initialphase der Therapie (d. h. während der ersten 50 g kumulativer Dosis) wird der Ausgangsbefund festgehalten. Aus dem methodischen Inventar: Visus, Farbsinn, statisches Gesichtsfeld, statisches Farbgesichtsfeld (rot), Biomikroskopie (Vorderabschnitte, Fundus), ERG und EOG, evtl. Fluoreszenzangiographie, wird die geeignete Auswahl getroffen. Das Kontrollregime sollte zumindest ein objektives Verfahren mit umfassen.

Auch wenn die ersten 150 g kumulativer Dosis Chloroquin nur selten als Auslöser einer Retinopathie anzusehen sind, sollte man doch zur Gewinnung verläßlicher Ausgangswerte und zum Aufbau der Patientencompliance schon in dieser Phase die regelmäßigen Kontrollen durchführen. Danach sind die Kontrollen nach jeden weiteren 25 g kumulativer Gesamtdosis oder alle 3 Monate zu wiederholen, beim Auftreten subjektiver Sehbeschwerden kurzfristig.

7.2 Indomethazin

Ähnlich wie bei der Chloroquinintoxikation findet man auch durch Indomethazin Hornhauteinlagerungen. Die Fundusschäden sind seltener. In diesen Fällen kann man ebenfalls eine Blausinnstörung feststellen (Grützner 1969). Im weiteren Verlauf folgen Gesichtsfeldeinengung, Dunkeladaptationsstörung (Palimeris et al. 1972) und Schädigung der skotopischen ERG-Komponente. Der photopische Anteil bleibt besser erhalten. Die EOG-Befunde sind variabel und somit kein sicherer Beitrag zur Frühdiagnostik. Angesichts der Anwendungshäufigkeit von Indomethazin ist aber die Retinopathie wohl eher ein seltener Befund. Trotzdem sollten Untersuchungen nicht nur bei Klagen des Patienten über Sehstörungen erfolgen. Gerade für die Blausinnstörung ist es typisch, daß sie langfristig subjektiv unbemerkt bleiben kann. Außer einem Blausinntest sollte auch eine objektive Funktionsprobe in Gestalt des ERG durchgeführt werden.

7.3 Ethambutol

Die Verabreichung von Ethambutol über längere Zeit (z. B. Myambutol) und zwar insbesondere über 25 mg/kg/Tag, kann zu symmetrischen axialen Optikusschäden führen. Disponierende Faktoren sind Optikusvorschäden (z. B. Neuritis, Trauma, Glaukom), aber auch systemische Erkrankungen wie z. B. Diabetes mellitus und Niereninsuffizienz. Aufgrund der Lokalisation des Schadens ist unter den elektrodiagnostichen Untersuchungen in erster Linie ein Befund im VEP zu erwarten (Abb. 26). Wie Zrenner et al. (1981) zeigen konnten, besteht ein früher, im M-VEP faßbarer Ethambutolnebeneffekt auf die Optikusfunktion in einer Zunahme der Antwortamplitude als Ausdruck geringerer Inhibition. Dieser Befund fügt sich gut in die Beobachtungen zur ethambutolbedingten Farbsinnstörung, bei der das verringerte Rot-Grün-Unterscheidungsvermögen durch mangelhafte Op-

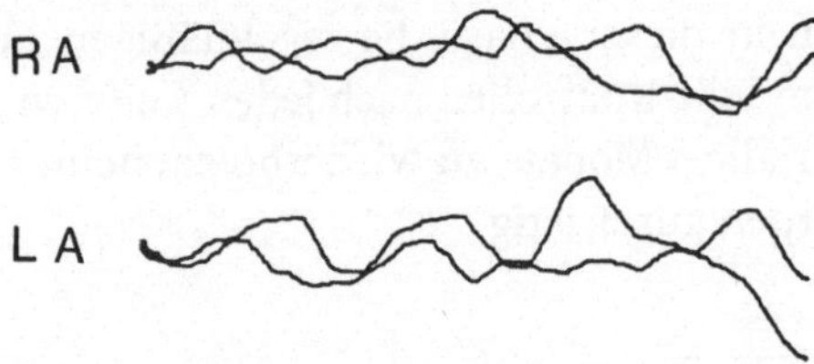

Abb. 26. VEP bei Ethambutoloptikopathie. Patient männlich, 49 Jahre. Sehverschlechterung nach Einnahme von 82 g Myambutol innerhalb von 12 Wochen (Niereninsuffizienz, Leberzirrhose). VR 4/50, VL 1/50 (Registrierung der Universitäts-Nervenklinik Heidelberg)

ponenz zu klären ist. Bei zunehmender Optikopathie kommt es dann zur Reduktion des VEP und zur Latenzverlängerung. Nach Absetzen des Ethambutols zeigt sich eine Besserung der subjektiv und objektiv erhobenen Funktionsbefunde (Yiannikas et al. 1983, Kakisu et al. 1987). Jedoch kann, als Zeichen einer Beteiligung der mittleren Netzhautschichten, auch die b-Welle pathologisch werden, und zwar sowohl unter skotopischen als auch unter photopischen Bedingungen (Hennekes 1982a).

Ein wichtiges Verlaufsmerkmal ist die ganz überwiegend günstige Prognose. Die Erholung von Farbensehen, VEP und Visus kann allerdings viele Monate in Anspruch nehmen.

Praktische Empfehlungen für Kontrollen auf Ethambutoloptikopathie

Auch hier gilt, daß Ausgangswerte der Befunde vor oder bei Beginn der Behandlung erfaßt werden sollten. Als die praktikabelste Methode des Suchtests zur Früherkennung erscheint ein Farbsinntest, und zwar die Prüfung der Lesedistanz für eine Rot-Grün-Sehprobe (Jaeger et al. 1985), so daß die Untersuchung der Elektropotentiale jenen Fällen vorbehalten werden kann, bei denen man nach zusätzlichen, objektiven Kriterien des Schadens sucht.

Die Kontrollen sollten durchgeführt werden, ggf. unter Einschluß des VEP

- monatlich bei allen Patienten unter Ethambutol;
- 2wöchentlich bei allen Patienten mit Risikofaktoren, die zur Erhöhung des Ethambutolspiegels führen können (z.B. Nephropathie, Anämie), bei Patienten mit kumulativen toxischen Optikusschäden (z.B. Alkoholabusus) u.a.;
- wöchentlich bei Verdacht auf beginnende Optikopathie.

Letzteres muß nicht zwingend zum Absetzen der evtl. vital notwendigen Medikation führen. Eine Reduktion der Dosierung oder die Umstellung auf eine orale Therapie unter engmaschiger Kontrolle kommen zunächst in Frage. Kommt es zum Abfall der Sehschärfe, sollte Ethambutol durch eine andere Substanz ersetzt werden.

7.4 Chinin

In unserer Zeit ist die Chininintoxikation selten geworden. Dennoch soll sie, aufgrund der schwerwiegenden Folgen, hier besprochen werden.

Klinisch verläuft eine Chininintoxikation in 2 Phasen:

- zunächst mit akut einsetzender, völliger Erblindung (deren Mechanismus noch nicht völlig geklärt ist),
- danach mit allmählicher, langsamer Erholung der Sehfunktionen.

Ausgehend von einem zunächst konzentrisch stark eingeschränkten, röhrenförmigen Rest erweitert sich das Gesichtsfeld allmählich, ohne jedoch die normalen Grenzen wieder zu erreichen. Im 1. Stadium der völligen Erblindung ist der Fundus noch normal. Am Ende der 2. Phase, die sich über mehrere Monate hin erstrecken kann, werden die Gefäße eng und gestreckt, und die Papille wird blaß.

ERG/EOG

Das ERG im frühen, akuten Stadium ist mit wenigen Ausnahmen normal. Ein objektives Frühzeichen des Chininschadens ist jedoch das grob pathologische EOG. Als Zeichen dafür, daß zunächst das Pigmentepithel betroffen ist, liegen sowohl der Lichtanstieg als auch das Basispotential unter der Erfassungsgrenze (Behrman et al. 1968, Mackensen et al. 1969).

Im Verlauf der 2. Phase, der Phase der Wiederherstellung der Sehfunktion, bessert sich allmählich das EOG, während nun im ERG Veränderungen auftreten: die b-Welle wird allmählich kleiner, die a-Welle erscheint dadurch größer. Die toxische Wirkung hat jetzt die Bipolarzellschicht erreicht. Die spätere Erholung des EOG erfolgt jedoch nur partiell. Auch 37 Jahre nach einer Chininintoxikation wurde noch ein pathologisches EOG registriert (François et al. 1972).

7.5 Digitalis

Retinale Digitaliseffekte bewirken Sehstörungen ohne ein ophthalmoskopisches Korrelat. Sie sind daher eine besondere Domäne der okulären Elektrodiagnostik. Wie am Herz hemmt Digitalis auch in der Retina die Na-K-aktivierte ATPase, die als Ionenpumpe im Rezeptorinnensegment den Dunkelstrom aufrecht erhält und bei Belichtung die Hyperpolarisation des Rezeptors bewirkt. Tatsächlich läßt sich Digitalis autoradiographisch in der Retina besonders am Rezeptorinnensegment nachweisen (Babel et al. 1972).

Mit Digitalisnebeneffekten am Auge ist v. a. dann zu rechnen, wenn ein Präparat verabreicht wird, dessen Ausscheidung über die Nieren erfolgt (z. B. Digoxin), und wenn zugleich eine Niereninsuffizienz vorliegt. Sehstörungen durch Digitalis sind verhältnismäßig häufig, aber reversibel. Eindeutige morphologische Veränderungen am Augenhintergrund konnten bisher nicht beobachtet werden. Die Patienten berichten zunächst über Chromatopsien, z. B. Xanthopsien oder Zyanopsien, Kontrasttäuschungen und später über die Herabsetzung der Sehschärfe und des Lesevermögens. Blausinnstörungen und beidseitige Zentralskotome können dann erfaßt werden. Charakteristisch ist auch die verlängerte Erholungszeit nach Lichtbelastung („photostress recovery"; Krastel et al. 1980 a).

ERG

Entsprechend der Begrenzung der rezeptoralen Kapazität zur Lichtantwort durch Digitalis ist besonders das Flimmer-ERG beeinträchtigt. Bereits therapeutische Dosen können eine Halbierung der Flimmerverschmelzungsfrequenz bewirken (Abb. 27; Dunker et al. 1990). Dagegen bleibt das EOG normal. Bei einer Digitalispause bessern sich sowohl subjektive Störungen als auch das ERG.

Besondere Bedeutung hat die Registrierung des ERG deswegen, weil der Nachweis einer retinalen Digitaliswirkung nicht obligatorisch mit Zeichen kardialer Digitalisüberdosierung verknüpft sein muß. Es kann tatsächlich geschehen, daß der internistische und der elektrokardiographische Befund keinen eindeutigen Hinweis auf Digitalisübereffekte ergeben, obschon das Präparat an der Netzhaut zu Nebeneffekten führt.

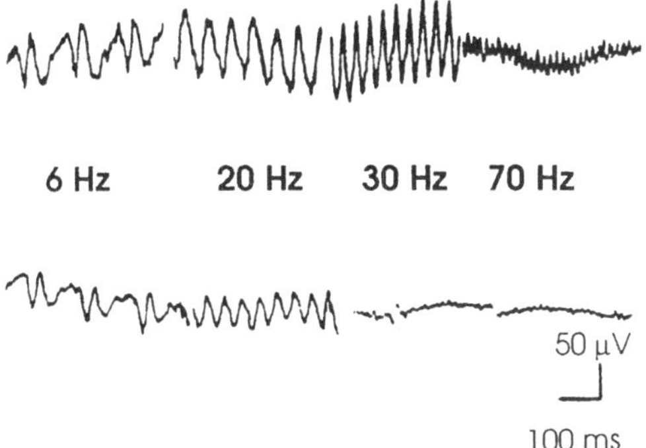

Abb. 27. Flimmer-ERG nach experimenteller Digitaliseinnahme. Proband 30 Jahre. *Oben:* Normales Flimmer-ERG vor der Einnahme, FFF bei 70 Hz. *Unten:* Pathologisches Flimmer-ERG nach Digitoxineinnahme (therapeutische Dosierung 16,5 ng/ml), FFF bei 30–35 Hz; keine subjektiven Sehstörungen. Flimmerlicht 1000 cd/m², 60°, Tastverhältnis 1:1

7.6 Phenothiazine

Wegen der Toxizität der Substanzen sind nur noch wenige Phenothiazinpräparate im Handel, wie z.B. Perazin (z.B. Taxilan), Perphenazin (z.B. Decentan), Thioridazin (z.B. Melleril oder Melleretten). Am Augenhintergrund entwickeln sich Pigmentverschiebungen der Makula bis zur Schießscheibenmakulapathie mit Perizentralskotom und relativem, später absolutem Zentralskotom. Es sind aber auch Fälle mit peripherer Pigmentdegeneration beschrieben.

ERG/EOG

Die Früherfassung der Phenothiazinretinopathie ist deswegen von Bedeutung, weil, ähnlich wie beim Chloroquin, hier gleichfalls nicht zuverlässig mit Reversibilität gerechnet werden kann. Es kommt zu ERG- und EOG-Veränderungen, deren Registrierung bei den Patienten, die aufgrund ihrer psychiatrischen Grunderkrankung evtl. nur begrenzte Aussagen über das eigene Sehvermögen machen können, von besonderer Wichtigkeit ist. Das ERG wird skotopisch und photopisch pathologisch. Auch die oszillatorischen Potentiale werden reduziert (Abb. 28). Das EOG kann bis zu einem nahezu fehlenden Lichtanstieg verändert sein, jedoch nicht als Frühbefund (Henkes 1967). Die Reduktion der ERG- und EOG-Potentiale ist vom Fundusbefund abhängig. In schweren Fällen sind ERG und Hellgipfel im EOG nicht mehr erfaßbar (vgl. Tabelle 1).

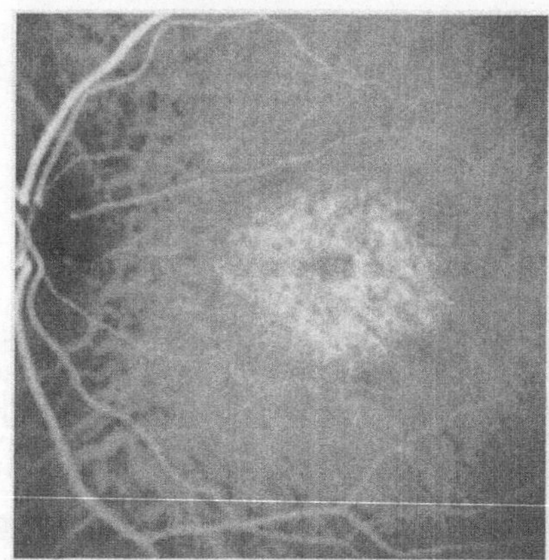

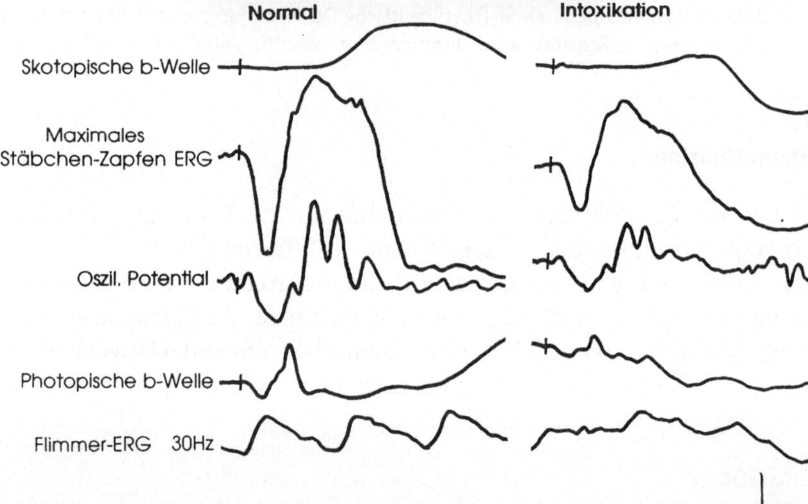

Abb. 28. Phenothiazinretinopathie. Schießscheibenmakulopathie (Indozyaningrün-angiographie) bei einem 55jährigen Patienten unter Perazin-(Taxilan-)Therapie. Visus bds. 0,4; bds. relatives Zentralskotom. ERG skotopisch und photopisch pathologisch; oszillatorische Potentiale reduziert; vgl. ERG eines Augengesunden im gleichen Alter. Kalibrierung: 100 µV/20 ms (ERG auf Einzelreize), 50 µV/20 ms (Flimmer-ERG) und 40 µV/10 ms (OP)

Tabelle 1. Arzneimittelintoxikationen

Arzneimittel	Subjektive Symptome	Augensymptome	ERG	EOG	VEP
Chloroquin	Verschwommensehen, Blendungsempfindlichkeit, Dunkeladaptationsstörung, perizentrale GF-Ausfälle besonders für Rot, erworbene Protan- und Tritanstörung	Schießscheiben-makulopathie, später Pseudo-RP	a- und b-Wellen frühzeitig pathologisch	Variabel	Bei gutem Visus normal
Ethambutol	Visusreduktion, Blau- und Rot-Grünsinnstörung	Symmetrische axiale Optikopathie, gute Prognose	Evtl. b-Welle pathologisch	Normal	Früh pathologisch
Chinin	Akute Erblindung	In Spätstadien Gefäß-verengung, Papillen-abblassung, schlechte Prognose	Initial normal, später photopisch pathologisch	Grob pathologisch	Normal
Digitalis	Chromatopsie, Readaptationsstörung, Sehschärfenreduktion Blausinnstörung	Normal	Flimmer-ERG pathologisch	Normal	Bei gutem Visus normal
Phenothiazin	Perizentral bis Zentral-skotom besonders für Rot	Macula fusca bis Schießscheiben-makulopathie	Skotopisch, pho-topisch sowie OP pathologisch	Pathologisch	Bei gutem Visus normal

7.7
Narkosemittel

Die Registrierung des ERG bei nichtkooperativen Patienten muß u. U. in Narkose erfolgen. Dabei muß man die Beeinflussung der ERG-Potentiale durch die Narkosemittel berücksichtigen. Halothan z. B. führt zu Reduktion der skotopischen b-Welle, gelegentlich auch der Zapfenantworten (van Norren et al. 1977). Die Einflüsse der Narkosemittel auf das ERG sind reversibel. Bei der Beurteilung von in Narkose abgleiteten ERG muß berücksichtigt werden, daß Halothan und andere Narkosemittel in einer den jeweiligen aktuellen Umständen angepaßten, nicht selten wechselnden Dosis verabreicht werden. Die Ergebnisse des Narkose-ERG können dadurch in wechselnder Weise beeinflußt werden. Diagnostische Aussagen aufgrund pathologischer, in Narkose registrierter ERG-Potentiale können deshalb nicht dieselbe Sicherheit bieten, wie das ERG beim wachen Patienten.

7.8
Tabak-Alkohol-Amblyopie

Bei der Tabak-Alkohol-Amblyopie handelt es sich um eine axonale Atrophie des N. opticus mit sekundärer Fibrose und Gliose im Bereich des papillomakulären Bündels. Unter den Beeinträchtigungen der Sehfunktionen steht die Blau-Gelb- und Rot-Grün-Störung zunächst im Vordergrund. Im Gesichtsfeld lassen sich relative, zentrozökale Skotome registrieren. Später kommt es zu einer temporalen Papillenabblassung.

VEP

Da es sich um einen degenerativen Prozeß des N. opticus und nicht der Netzhaut handelt, erwartet man hier ein pathologisches VEP bei normalem EOG und ERG. Tatsächlich ist die Amplitude im VEP deutlich reduziert und, als Zeichen der Demyelinisierung, auch die Latenz verlängert (Meinck et al. 1982). Als Zeichen der Beteiligung der inneren Netzhautschichten kann es aber auch zu pathologischen ERG-Befunden kommen (Hennekes 1982b).

7.9
Toxische Amblyopien durch Lösungsmittel

Bei einer Anzahl von Agenzien, die v. a. in der Bauindustrie, aber auch im Haushalt Anwendung finden, kann sich, bei längerer Wirkung (z. B. chronischer Inhalation ihrer Dämpfe) Schaden auf einer oder mehreren Ebenen des optischen Systems manifestieren: RPE, Photorezeptorkomplex, Neuroretina, Sehnervaxone. Stellvertretend für solche Substanzen wird hier die Vergiftung durch Toluen erwähnt.

Toluen ist als Lösungsmittel für Lacke, Kitte, Plastikzement u.a. weit verbreitet. Die chronische Inhalation von Toluendämpfen kann zu toxischen Schäden v.a. im ZNS und am Auge führen: Visusverfall, Zentralskotom, Farbsinnstörung, Hippus, Opsoklonie und am Augenhintergrund ein multifokales Ödem am hinteren Pol. Bei 3 solchen Patienten ohne Fundusveränderungen fanden Toyonaga et al. (1989) reduzierte b-Wellen und reduzierte oszillatorische Potentiale im ERG, eine Latenzverlängerung im M-VEP und z.T. einen sehr pathologischen Lichtanstieg im EOG.

Fazit

- Intoxikationen sind besonders wichtige Indikationen der okulären Elektrodiagnostik zur Früherfassung und Objektivierung geklagter Sehstörungen bei (noch) unauffäligem Fundusbefund.
- Toxische Schäden können sich in allen Schichten des Fundus, vom RPE bis zu den Gangllienzellaxonen manifestieren und eine Pathologie der referierten Methoden – ERG, EOG und VEP – bewirken.

KAPITEL 8

Entzündliche Erkrankungen des Augenhintergrunds

8.1 Uveitis

Die Elektrodiagnostik hat bei Abklärung von entzündlichen Erkrankungen der Uvea weniger Bedeutung und gehört deswegen auch nicht zur klinischen Routineuntersuchung bei Uveitis. Wenn man jedoch mit Hilfe der Elektrodiagnostik den Verlauf einer Uveitis objektivieren will, z. B. den einer Uveitis posterior bei getrübten Medien, dann eignet sich dafür die Elektrookulographie besser als die Elektroretinographie. Die klinische Diagnose der Uveitis wird nur ausnahmsweise elektrophysiologisch gestellt.

ERG/EOG

Während das ERG nur bei hinterer Uveitis gestört sein kann, wird das EOG sowohl von einer vorderen Uveitis im akuten Stadium als auch von einer hinteren Uveitis beeinflußt.

Während der aktiven Phase einer Uveitis lassen sich im EOG eine Herabsetzung der Absolutwerte und Störungen des Hell-Dunkel-Verhältnisses erkennen (Wehner et al. 1970). Bei frischer Uveitis posterior und insbesondere bei disseminierter Chorioiditis oder Panuveitis nimmt das Basispotential deutlich ab. Entsprechend verringern sich auch die absoluten Werte des lichtabhängigen Teils des EOG-Potentials (Abb. 29). Es kann so zu eindeutig pathologisch herabgesetzten Absolutwerten des EOG bei normalem Hell/Dunkel-Verhältnis kommen. Solche Befunde zeigen, daß die alleinige Bewertung des von Arden empfohlenen Hell/Dunkel-Verhältnisses nicht alle relevanten Aspekte des EOG-Befunds widergeben kann.

Die Herabsetzung der Absolutwerte des EOG in der aktiven Phase einer Uveitis signalisiert einen Defekt in der „R-Membran", der im Bereich des RPE zu lokalisieren ist (s.a. Abschn. 3.1.7). Der Widerstand im Bereich der R-Membran verhindert bei normaler Funktion des Netzhautaußenschicht-

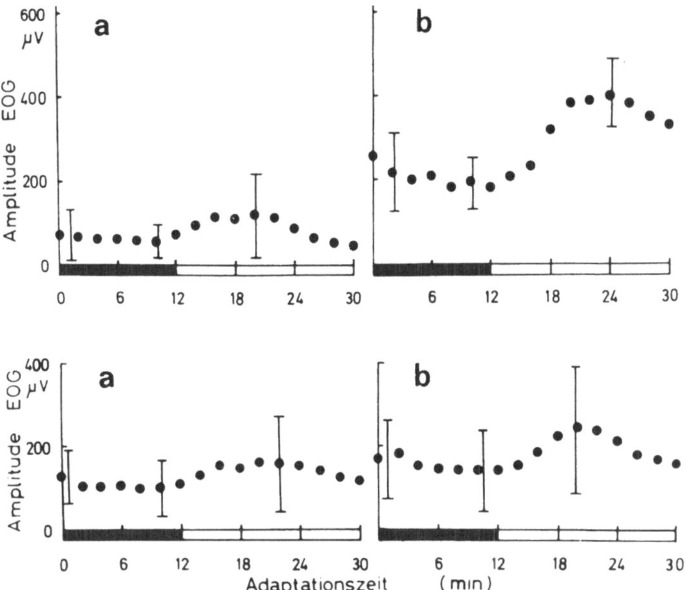

Abb. 29a, b. EOG bei Uveitis. *Oben:* EOG-Potentiale während aktiver Iritis fibrinosa (**a**) und nach Abheilung (**b**). Mittelwerte von jeweils 8 Augen. *Unten:* EOG-Potentiale während aktiver Chorioiditis disseminata bzw. Panuveitis (**a**) und nach Abheilung der Erkrankung (**b**). Mittelwerte von 19 (**a**) bzw. 18 (**b**) Augen

Pigmentepithel-Aderhaut-Komplexes, daß sich das Bestandspotential, die Spannung zwischen Bulbusaußen- und -innenseite ausgleicht (s. a. Abschn. 3.1.3). Kommt es z. B. im Rahmen einer entzündlichen Läsion (aber auch bei Verletzungen, Operationen) zu elektrischen Lecks der R-Membran, so kann sich das Bestandspotential ausgleichen, der elektrische Unterschied zwischen Bulbusaußen- und -innenseite schwindet, die EOG-Absolutwerte werden reduziert, und das Potential bricht schließlich zusammen. Nach Abheilung einer Chorioiditis lassen sich in den meisten Fällen, auch bei massiven Narben, wieder im EOG Potentiale registrieren.

Die Störung im ERG während einer Uveitis muß nicht sehr ausgeprägt sein. Sie betrifft häufiger den skotopischen Anteil, hat jedoch keinen reproduzierbaren Zusammenhang mit Ausmaß und Lokalisation des Entzündungsherds.

Diagnostische Bedeutung haben ERG und EOG also weniger zur Erfassung der akuten Phase einer Uveitis als im Stadium narbiger Abheilung,

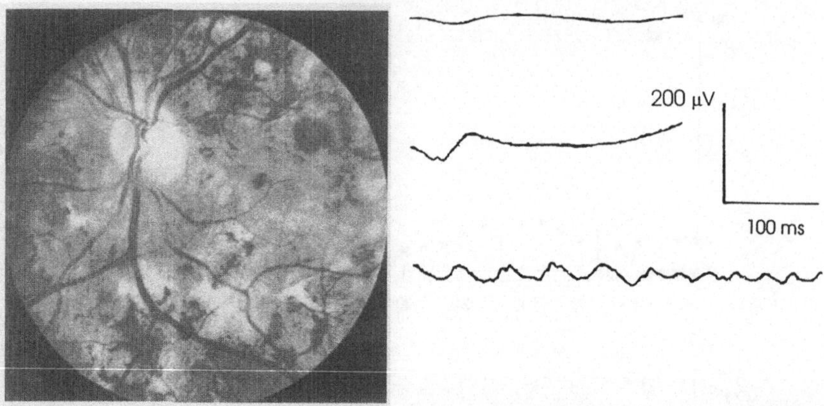

Abb. 30. Fundus nach abgeheilter Chorioretinitis disseminata. Noch erfaßbare ERG-Potentiale. Reizleuchtdichte 10 cd/m² bzw 1000 cd/m²; Reizdauer 100 ms. Die Reduktion der Antworten belegt die neuroretinale Beteiligung. Bei RP mit entsprechend stark ausgeprägtem Fundusbefund würden die ERG-Antworten an oder unter der Erfassungsgrenze der konventionellen Registrierung liegen

wenn es gilt, die Differentialdiagnose zur Retinitis pigmentosa zu leisten. Gerade in frühen Stadien der Retinitis pigmentosa kann der Fundusbefund noch wenig ausgeprägt sein; der ERG-Befund ist dann schon deutlicher. Umgekehrt sind auch bei massiven chorioretinitischen Narben noch überraschend deutliche ERG-Potentiale ableitbar (Abb. 30).

In den Frühstadien einer chorioretinitischen Inflammation mit Glaskörperzellen als einzigen Befund können ERG- und EOG-Potentiale erhöht (supernormal) sein, solange im FAG keine Leckage der retinalen Gefäße sichtbar wird (Ikeda et al. 1989). Mit Beginn der Leckagen nehmen die Potentiale allmählich ab.

8.2 Optikusneuritis

VEP

Ein wesentliches Anwendungsgebiet der VEP-Untersuchung liegt in der Diagnostik von Optikopathien, insbesondere der retrobulbären Neuritis. Die Registrierung des VEP gibt insgesamt Auskunft über den Umfang der intakten Axone und über den Zustand der Markscheiden. Eine Entmarkung verlängert die Latenz im VEP, eine Schädigung der Axone reduziert die Amplitude. Der besondere Wert des VEP in der Diagnostik der retrobulbären Neuritis fand sich, nachdem das Schachbrett-Umkehrmuster als Reizmethode eingeführt wurde (Harter et al. 1968, Halliday et al. 1973).

Blitz-VEP

Ein akuter Schub der retrobulbären Neuritis manifestiert sich in der Regel mit akuter Sehverschlechterung. Während der 1. Woche kann der Visus bis zur Lichtwahrnehmung reduziert sein. In diesem Stadium, bei Visuswerten unter 0,1, lassen sich jedoch mit Musterumkehrreizen keine visuell evozierten kortikalen Potentiale registrieren (Adachi-Usami et al. 1988). In solchen Fällen (oder auch bei Fixationsschwierigkeiten infolge Nystagmus oder bei schlechtem Allgemeinzustand) ist eine Indikation für das Blitz-VEP gegeben. Bevorzugt sollte das einfach zu interpretierende Steady-state-Blitz-VEP zur Anwendung kommen (Flimmerstimulation mit 25 Hz), und zwar im Seitenvergleich.

Muster-VEP

Die Musterantworten im VEP sind ein wesentlich sensiblerer Indikator für die Optikusfunktion als die Lichtantworten des Blitz-VEP. Zusätzlich ist die Latenz der Musterantworten einer geringeren Streuung unterworfen als ihre Amplitude. Deshalb sollte die Registrierung des VEP bei Verdacht auf Optikusneuritis vorzugsweise mit den Musterumkehrreizen erfolgen, und es sollte bevorzugt die Latenz bewertet werden; die Wahrscheinlichkeit, damit eine Optikusneuritis zu erfassen, liegt bei 90–95% (Lowitzsch et al. 1983).

Bei der Amplitude der Musterumkehrantworten gilt erst eine Seitendifferenz von über 50% als verwertbarer Hinweis auf eine Pathologie, bei der Latenz des P-100-Signals dagegen schon eine Seitendifferenz von 10%. Charakteristisch für den Schub der demyelinisierenden retrobulbären Neuritis ist die deutliche Latenzverzögerung auch in Fällen geringer Amplitudenreduktion.

In der akuten Phase einer retrobulbären Neuritis mit frischer Entmarkung und perifokalem Ödem ist die Latenz der P-loo-Auslenkung stark verzögert (Abb. 31) und die Amplitude stark herabgesetzt. Mit Abklingen des perifokalen Ödems nach dem Schub kommt es zu einer gewissen Restitution. Während die Amplitude im Intervall häufig nicht eindeutig vom Normbereich abweicht, bleibt die Latenz gestört (Halliday et al. 1972, Adachi Usami et al. 1972). Dies zeigt, daß die Axone nach einem Schub retrobulbärer Neuritis ihre Funktion besser wiederherstellen als die Markscheiden (van Lith et al. 1974).

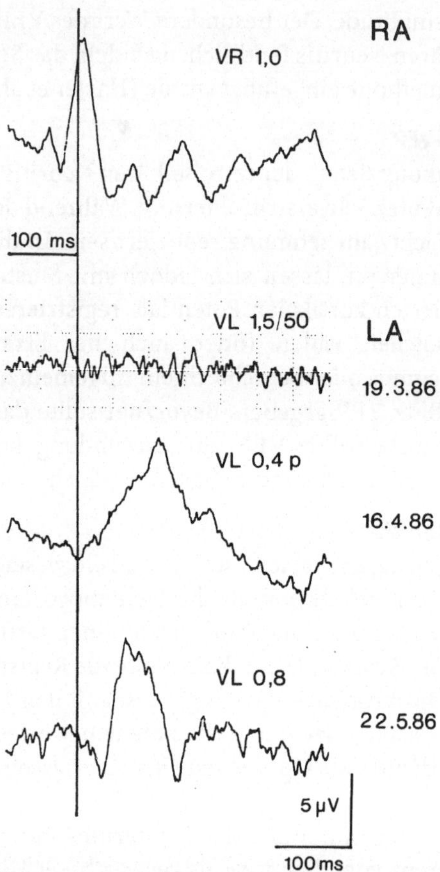

Abb. 31. VEP bei retrobulbärer Neuritis. Vier Tage nach Beginn der subjektiven Symptomatik links nicht auslösbares VEP (2. Registrierung von oben). Im Verlauf vollständige Erholung der Amplitude, unvollständige Erholung der Latenz. Rechtes Auge (oben): VEP-Amplitude und Latenz normal. Reizfeld 7°40′ x 9°50′; Kantenlänge der Musterelemente 50′; mittlere Leuchtdichte 80 cd/m²; Kontrast 0,9; Musterwechsel 1/s

Eine nur teilweise Erholung der VEP-Latenz ist ein typisches Zeichen demyelisierender Erkrankungen in der Sehbahn. Derartige Latenzverzögerungen können auch faßbar werden, wenn dem Patienten subjektiv kein Schub retrobulbärer Neuritis bewußt geworden ist. Suspekt sind erhebliche interokuläre Latenzdifferenzen auch dann, wenn die Latenzen für sich gesehen noch im Normbereich liegen.

Muster-VEP in der Differentialdiagnose der Optikusneuritis

Erkrankungen, die nicht primär die Markscheiden betreffen, bewirken wesentlich geringere Verzögerungen der VEP-Latenz. Die hohe Sensitivität des VEP in der Detektion entzündlicher Optikusaffektionen bezieht sich auf den axialen Befall. Ist der Sehnerv nur prälaminar befallen, besteht also keine retrobulbäre Neuritis, sondern eine Papillitis, so betrifft der Schaden nicht die myelinisierten Abschnitte der Axone, und die Latenzverzögerung fällt geringer aus. So trägt das VEP Wesentliches zur Differentialdiagnose zwischen retrobulbärer Neuritis einerseits und ischämischer Optikopathie und Optikuskompression andererseits bei. Auch die Unterscheidung zwischen temporaler Abblassung als Residuum einer retrobulbären Neuritis und der dominanten Optikusatrophie kann durch das VEP erleichtert werden (Berninger et al. 1991), obwohl ein leichter zugängliches differentialdiagnostisches Merkmal hier natürlich die Farbsinnstörung ist.

Wenn auch das VEP bei der Diagnostik der retrobulbären Neuritis allen anderen Untersuchungsmethoden überlegen ist – beim Verdacht auf multiple Sklerose (MS) sogar der MRT (Miller et al. 1988) – sollte die Differentialdiagnose zwischen Retrobulbärneuritis und anderen Optikopathien nicht allein dem VEP überlassen werden, da das wichtige Kriterium „Latenz" nicht ausschließlich bei der retrobulbären Neuritis pathologisch ist (Diener et al. 1982).

Vor allem bei Verdacht auf MS darf man nicht vergessen, daß die VEP-Latenz auch bei Optikus- oder Chiasmakompressionen, bei Myambutoloptikopathie, bei Sarkoidose, bei ischämischer Optikopathie, bei Friedreich-Ataxie (Caroll et al. 1980), bei Vitamin-B_{12}-Mangel (Krumholz et al. 1981) und noch anderen Krankheiten verlängert sein kann. Außer der Anamnese sind hier das klinische Bild, die Funktion – insbesondere das Gesichtsfeld – und eine vollständige neurologische Untersuchung wichtig.

Fazit

- Bei einer Uveitis ist das EOG stärker betroffen als das ERG. Es eignet sich zur Objektivierung der Erkrankung. Das ERG ist auch bei massiv disseminierten chorioretinalen Narben erfaßbar und eignet sich damit für die Differentialdiagnose zur Retinitis pigmentosa.
- Die Optikusneuritis manifestiert sich meist retrobulbär (im myelinisierten Anteil des N. opticus) und axial. Während eines Schubes sind daher die VEP-Amplitude und besonders die Latenz ausgeprägt pathologisch. Die Remission nach dem Schub betrifft auch das VEP, doch kann die Latenz trotz Restitution des Visus noch eine residuale Pathologie zeigen. Zu beachten ist auch, daß nicht nur die retrobulbäre Neuritis zur Latenzverlängerung im VEP führt.

KAPITEL 9

Heredodegenerative Erkrankungen des Augenhintergrunds

Ein besonders wichtiges Aufgabenfeld hat die ophthalmologische Elektrodiagnostik bei den heredodegenerativen Erkrankungen des Augenhintergrunds. Zum Verständnis der elektroophthalmologischen Befunde bei den erblichen Fundusdystrophien trägt die Kenntnis ihrer Lokalisation in den einzelnen Fundusschichten entscheidend bei. Die verschiedenen, zur Elektrodiagnostik herangezogenen Potentiale entstehen in unterschiedlichen Fundusschichten, und sie werden auch, je nach Schadensort des Krankheitsprozesses, unterschiedlich beeinflußt (s. a. Abb. 2). Eine Reihe von Erkrankungen ist in ihrem Verlauf systemgebunden, wodurch das charakteristische Schädigungsmuster während des Verlaufs erhalten bleibt. So bestehen z. B. bei vitelliformer Makuladegeneration Schäden des Pigmentepithels, was ein pathologisches EOG verursacht. Die ursächliche Lipofuszinansammlung laßt sich histologisch am ganzen Augenhintergrund nachweisen, so daß ein pathologisches EOG verständlich ist. Das ERG dagegen, als Summenantwort der Neuroretina, ist bei vitelliformer Makuladegeneration normal, weil die systemüberschreitenden Merkmale dieser Krankheit nur ganz umschrieben in der Makula wirksam werden. Umgekehrt stellen sich Erkrankungen der Nervenfaserschicht und des N. opticus im VEP dar; sie sind für EOG und Licht-ERG ohne Belang, können aber im M-ERG Befunde hervorrufen.

Der systemüberschreitende Typus wird z. B. von der Retinitis pigmentosa präsentiert, die in ihrem Verlauf alle elektroophthalmologischen Potentiale beeinträchtigt: ERG, EOG und schließlich auch VEP.

Im folgenden werden die heredodegenerativen Erkrankungen des Augenhintergrunds entsprechend ihrer Lokalisation in den verschiedenen Schichten besprochen. Bei systemüberschreitenden Krankheiten wird die Lokalisation des primären Schadens zugrunde gelegt. Wir beginnen mit der Aderhaut.

9.1
Aderhaut

9.1.1
Chorioideremie

Bei der Chorioideremie handelt es sich um eine x-chromosomal vererbte tapetochorioidale Degeneration, gekennzeichnet durch eine diffuse, progressive Degeneration des retinalen Pigmentepithels und der Choriokapillaris. In der 3. und 4. Lebensdekade kommt es zu einem zunehmenden

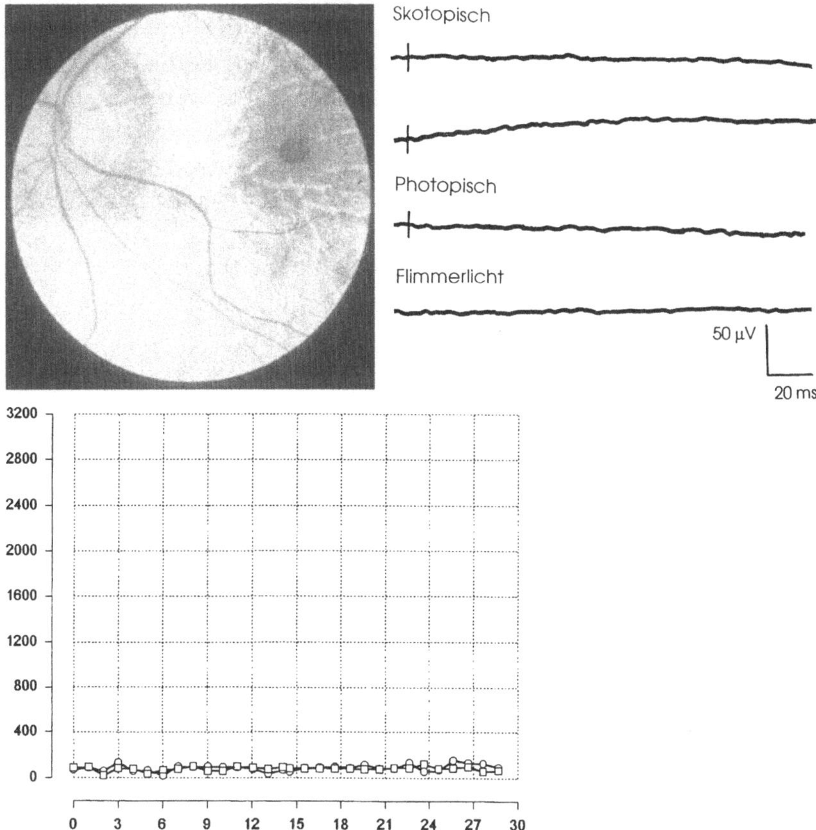

Abb. 32. Chorioideremie. ERG-Potentiale unter der Erfassungsgrenze; im EOG keinerlei Lichtanstieg; sehr niedriges Basispotential

Schwund der Choriokapillaris, dann auch der großen Chorioidalgefäße, was umfangreiche, etwa dem ringformigen Muster folgende Gesichtsfelddefekte zur Folge hat. Die der dystrophierenden Aderhaut aufliegende Netzhaut schwindet ebenfalls, bis schließlich nur noch ein kleiner, zentraler Bereich übrig bleibt, der sich, umgeben vom nahezu weißen Fundus, als im typischen Fundusrot tingiertes Areal abhebt (Abb. 32).

ERG/EOG

Die Hauptstörung im ERG in den Frühstadien betrifft stets die Stäbchenkomponenten. Bereits im Kleinkindalter von 2 Jahren können herabgesetzte skotopische Antworten im ERG abgeleitet werden, wenn der Fundusbefund noch keine eindeutige Pathologie zeigt. Im weiteren Verlauf nehmen alle Komponenten so weit ab, bis sie nicht mehr erfaßbar sind.

Entsprechend dem Ausgang des Schadens von Aderhaut und Pigmentepithel ist das EOG schon früh pathologisch. Anders als bei Erkrankungen, die primär von Netzhaut und Pigmentepithel ausgehen, fehlt nicht nur der Lichtanstieg im EOG; auch das Basispotential wird zunehmend pathologisch. Ist am Augenhintergrund das Vollbild der Chorioideremie erreicht, so ist kaum noch ein EOG-Basispotential zu erfassen; der Lichtanstieg fehlt ohnedies völlig.

Die ausgeprägte Herabsetzung des EOG-Basispotentials, stärker, als es bei Retinitis pigmentosa üblich ist, stellt ein besonderes Merkmal der Chorioideremie dar (Abb. 33).

• Konduktorinnen für Chorioideremie

Obwohl man davon ausgehen muß, daß Konduktorinnen für Chorioideremie ein Fundusmosaik aus funktionsfähigen und funktionsgestörten kleinen Arealen aufweisen (Abb. 34), haben sie in der Regel weder über subjektive Sehstörungen zu klagen, noch lassen sich mit den konventionellen Tests Funktionsdefekte fassen. Trotz der auffälligen, rauchwolkenartigen bis fraßgangähnlichen Pigmentierungen bleiben die Summenpotentiale ERG und EOG normal. Die Auflockerung des Rezeptorrasters kommt lediglich in einer Blausinnstörung zum Ausdruck (Jaeger et al. 1962), die sich sowohl perimetrisch erfassen läßt (Krastel et al. 1986) als auch in subtilen Tests, welche die Interaktion der Zapfen prüfen (Zrenner et al. 1986). Differentialdiagnostisch kann gelegentlich die senile Aderhautsklerose in Frage kommen (Abb. 35), bei der ERG und EOG meist im unteren Normbereich liegen.

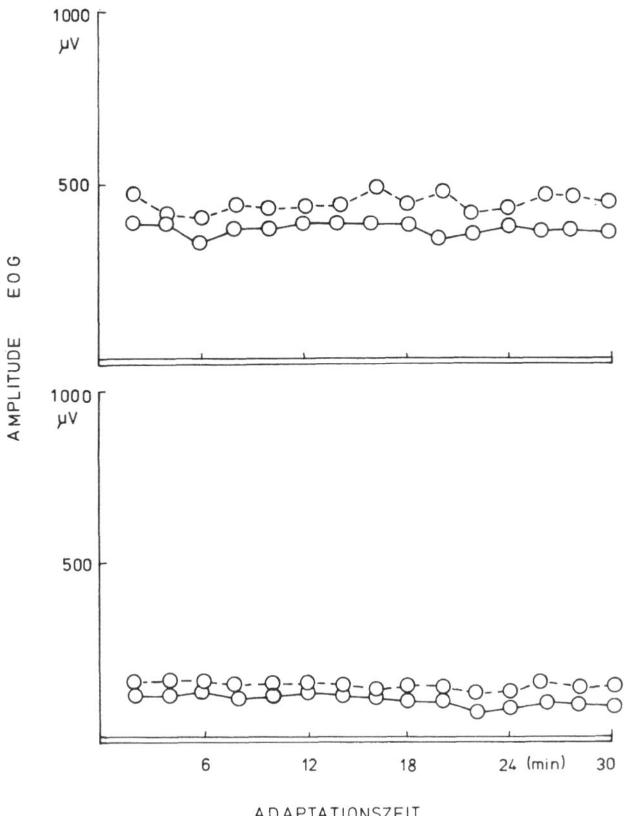

Abb. 33. EOG bei Chorioideremie im Frühstadium mit fehlendem Lichtanstieg (*oben*) und im Spätstadium (*unten*); bei völlig geschwundener Aderhaut auch reduziertes Basispotential

Abb. 34. Fundusbild einer Chorioideremiekonduktorin mit den typischen fraßgangartigen bis rauchwolkenähnlichen Pigmentationen. Trotzdem normale Elektropotentiale

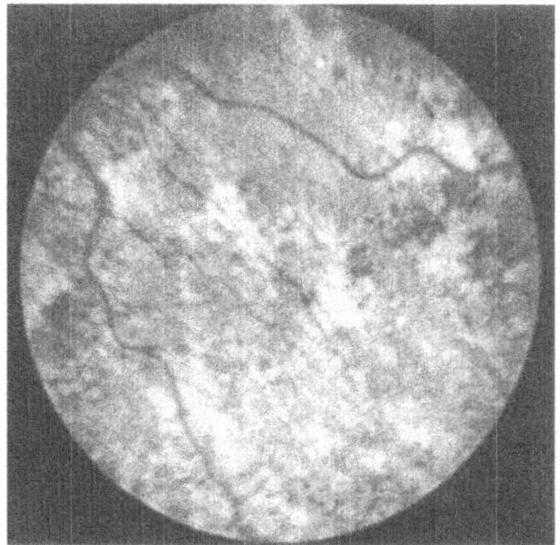

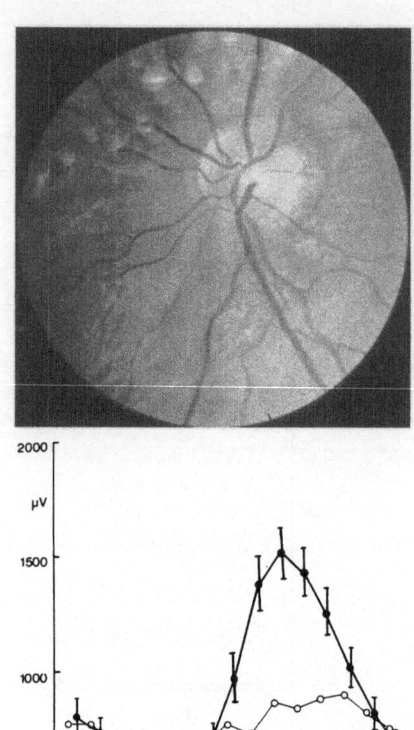

Abb. 35. Aderhautsklerose. Im EOG deutlicher Lichtanstieg (*leere Symbole*). Hell/Dunkel-Verhältnis 1,87 bzw. 1,52. *Gefüllte Symbole*: EOG-Mittelwertkurve der Augengesunden mit Standardabweichungen

9.1.2 Atrophia gyrata

Bei der Atrophia gyrata handelt es sich um eine fokal-progressive, von der Intermediärzone ausgehende, den ganzen Fundus nach und nach erfassende tapetochorioidale Degeneration. Der Erbgang der Atrophia gyrata ist einfach rezessiv. Einzelne autosomal-dominante Stammbäume wurden beobachtet. In den Frühstadien bietet das Fundusbild mit den insel- bis landkartenförmigen Aderhaut-Netzhaut-Defekten einen typischen Aspekt (Abb. 36). In den atrophischen Arealen fehlen

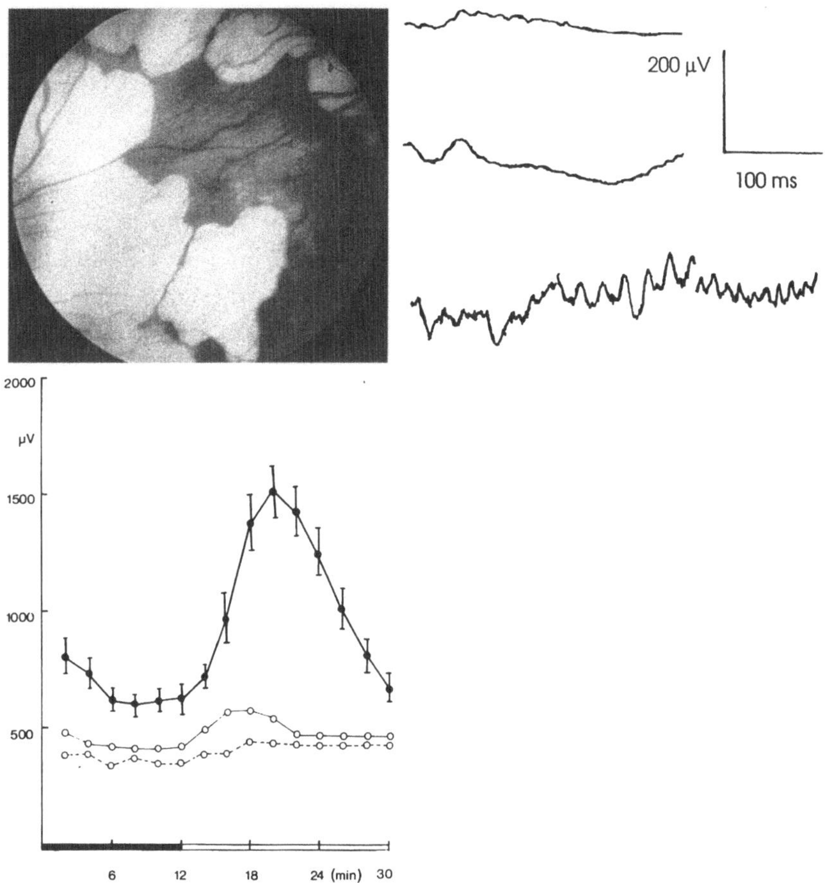

Abb. 36. Atrophia gyrata. Im ERG noch erfaßbare, jedoch sehr reduzierte Potentiale. Im EOG sehr reduzierter Lichtanstieg (*leere Symbole*). *Gefüllte Symbole:* EOG-Mittelwertkurve der Augengesunden mit Standardabweichungen. Ein Beleg der Beteiligung auch ophthalmoskopisch unauffälliger Netzhautregionen

alle Netzhaut- und Aderhautelemente. Die Patienten sind häufig hochgradig kurzsichtig; sie tendieren zur Kataraktentwicklung in jungen Jahren.

Es ist sehr wichtig, die Diagnose Atrophia gyrata nicht zu verfehlen, da diese Erkrankung durch Diät behandelbar ist. Zugrunde liegt Ornithinämie, die durch eine Aminosäurechromatographie festgestellt werden muß. Ornithinämie entsteht durch einen Enzymdefekt (Ornithinaminotransferase). Ornithin führt zur Degeneration der RPE-Zellen und hemmt ihre Proliferation (Del Monte et al. 1982).

ERG/EOG

In den Frühstadien, sogar in der Kindheit, registriert man ein pathologisches ERG. Entsprechend der primären Lokalisation der Atrophie in der Intermediärzone findet sich zunächst ein Befall der skotopischen, später auch der photopischen Komponente. Da die Netzhaut auch außerhalb der sichtbaren Herde verändert ist, fällt die Reduktion im ERG stärker aus, als es der sichtbar veränderten Fundusfläche entspricht.

Das EOG, zunächst subnormal, zeigt zunehmende Pathologie bis zum fehlenden Lichtanstieg. Im weiteren Fortschritt der Erkrankung erfolgt, wie bei der Chorioideremie, die Reduktion des EOG-Basispotentials als elektroophthalmologisches Spätsymptom.

9.1.3 Zentrale areoläre Aderhautatrophie

Die zentrale areoläre Aderhautatrophie kommt unter den verschiedenen heredodegenerativen Krankheitsbildern der Chorioidea am häufigsten zur Beobachtung. Sie ist gekennzeichnet durch ihr spätes Manifestationsalter und kann sowohl als autosomal-dominant, wie auch als autosomal-rezessiv vererbtes Leiden auftreten. Es handelt sich um eine fokal-progressive Atrophie der Choriokapillaris, die zunächst die äußeren Netzhautschichten in Mitleidenschaft zieht. Die inneren Netzhautschichten bleiben länger erhalten, was sich mit dem Nachweis von Makulagelb belegen läßt (Krastel et al. 1980c). Man muß annehmen, daß der Prozeß zunächst längerfristig in einem perizentralen Stadium verbleibt, so daß der Patient eine ganze Reihe von Jahren trotz Fundusbefunds und parazentralem Skotom noch keinen Visusverlust hinnehmen muß.

ERG/EOG

Entsprechend dem fokal-progressiven Charakter der Erkrankung bleiben ERG und EOG zunächst ohne wesentliche Beeinträchtigung. Das VEP, das dem Makulabefund entsprechend pathologisch wird (Adachi-Usami et al. 1990), liefert in dieser Phase mehr Information. In fortgeschrittenen Stadien zeigt das EOG einen reduzierten und verspäteten Hellanstieg (Abb. 37). Bei sehr ausgeprägten Schäden des zentralen Fundus kommt es

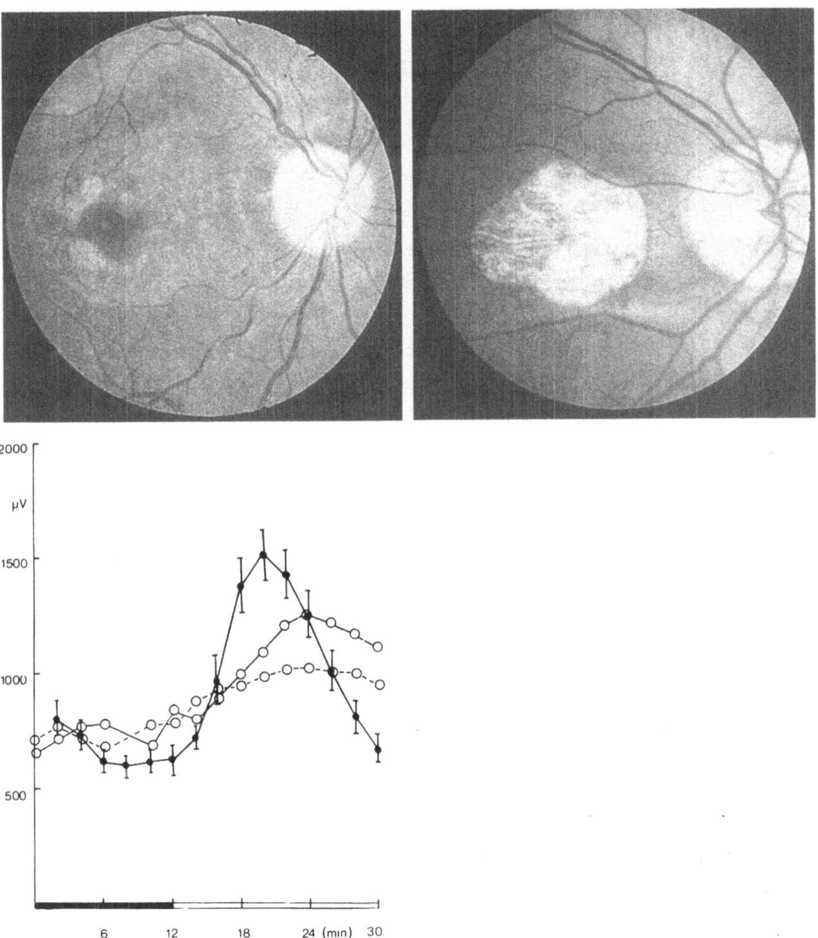

Abb. 37. Früh- und Spätstadium der zentralen areolären Aderhautatrophie (2 unterschiedliche Patienten). Verspäteter Lichtanstieg (*leere Symbole*) im EOG. Hell/Dunkel-Verhältnis 2,0 bzw. 1,5. *Gefüllte Symbole:* EOG-Mittelwertkurve der Augengesunden mit Standardabweichungen

auch zur Beeinträchtigung des ERG. Von anderen Dystrophien des zentralen Fundus läßt sich die zentrale areoläre Aderhautatrophie durch das späte Manifestationsalter abgrenzen und durch die unverhältnismäßig geringe ERG-Pathologie (z. B. im Gegensatz zur Zapfendystrophie) bzw. den unverhältnismäßig günstigen EOG-Befund.

9.1.4 Kristalline chorioretinale Dystrophie (Bietti)

Die von Bietti 1937 beschriebene, erbliche, chorioretinale Dystrophie gehört nicht zum Kreis der tapetoretinalen Degenerationen, wie ursprünglich angenommen. Wegen der Lokalisation des Schadens in den Fundusschichten wird sie jedoch hier besprochen.

Die Grunderkrankung ist wahrscheinlich eine familiäre Fettstoffwechselstörung, die relativ selten, mit besonderer Häufung bei den Asiaten, vorkommt. Sowohl ein autosomal-rezessiver (Weber et al. 1984) als auch ein autosomal-dominanter Erbgang (Richards et al. 1991) wird beschrieben. Die Krankheit wird in der Regel zwischen der 3. und 6. Dekade manifest. Im oberflächlichen Limbusbereich (nicht obligat) und in der Netzhaut finden sich weißlich glänzende kristalline Einlagerungen. Die Fundusveränderungen beginnen mit peripapillären und parazentralen Kristallbildungen noch ohne subjektive Beschwerden des Patienten. Außer in Hornhaut und Fundus findet man die kristallinen Einlagerungen in den Lysosomen der Lymphozyten im Blut sowie in den Fibroblasten der Bindehaut (Wilson et al. 1989) und der Haut (Kaiser-Kupfer et al. 1994).

Mit der Involvierung des retinalen Pigmentepithels und der Choriokapillaris werden Visus und Nachtsehen zunehmend schlechter; Gesichtsfeldskotome, die topographisch den Fundusveränderungen entsprechen, werden erfaßbar. Im FAG stellt man eine RPE-Atrophie und eine Aderhautsklerose, häufig auch einen Schwund der Choriokapillaris fest. Sowohl die zentrale als auch die diffuse Form der Biettischen chorioretinalen Dystrophie werden beschrieben.

ERG/EOG

In den Frühstadien der Erkrankung stellt man in der Regel keine Störung im ERG/EOG fest. In den fortgeschrittenen Stadien, v.a. bei diffusem Befall, werden a- und b-Wellen im ERG pathologisch. Weber et al. (1984) fanden auch pathologische oszillatorische Potentiale. Das EOG wird ebenfalls dem Fundusbefund entsprechend gestört.

• Oxalose (Hyperoxalurie)

Von der Biettischen kristallinen chorioretinalen Dystrophie zu unterscheiden ist die Oxalose. Die Typ-I-Oxalose kommt durch einen verminderten

Abbau von Glyoxal zustande und führt zu kristallinen Einlagerungen u. a. im zentralen und perizentralen Fundus, aber auch in zahlreichen anderen Körpergeweben. Es kommt zur Ca-Oxalat-Nephrolithiasis und zum chronischen Nierenversagen, weshalb Gefäßveränderungen am Fundus zur kristallinen Retinopathie hinzutreten. Bei infantiler Oxalose kann sich eine sekundäre Amblyopie auf das organische Zentralskotom aufpfropfen. Die Herabsetzung des skotopischen und photopischen ERG kann deutlicher ausfallen, als es die Summe ophthalmoskopisch veränderter Fundusareale vermuten läßt.

Fazit

Dem Schadensort und dem Schadensausmaß entsprechend werden die verschiedenen ERG- und EOG-Komponenten bei chorioretinalen Dystrophien pathologisch. Das ausgeprägt reduzierte Basispotential im EOG bei der Chorioideremie stellt – stärker als bei allen anderen tapetoretinalen Degenerationsformen – ein besonderes Merkmal der Chorioideremie dar.

9.2 Bruch-Membran

9.2.1 Dominante Drusen der Bruch-Membran

Bei dieser Funduserkrankung, die aufgrund ihrer Häufigkeit im Leventiner Tal im Tessin Malattia leventinese genannt wird (Abb. 38), handelt es sich um extrazelluläre Hyalinablagerungen zwischen Pigmentepithel und Bruch-Membran. Darüber hinaus sind die äußeren, der Bruch-Membran zugewandten, basalen Anteile der Pigmentepithelzellen erkrankt (Newell et al. 1972). Die Sinnesepithelschicht der Netzhaut wird dadurch nicht beeinträchtigt. Selbst das Anomaloskop, die empfindlichste Untersuchungsmethode, zeigt meist die normale Gleichung. In sehr fortgeschrittenen Stadien können mäßige bis ausgeprägte Funktionseinschränkungen wie Visusabnahme, Metamorphopsien und Zentralskotom eintreten, da über großen Drusen letztlich auch die Netzhautrezeptoren atrophieren (Burns et al. 1980). Schließlich kann es, wie bei der altersabhängigen Makuladegeneration (AMD) zur chorioidalen Neovaskularisation mit serös-hämorrhagischer zentraler Retinopathie kommen.

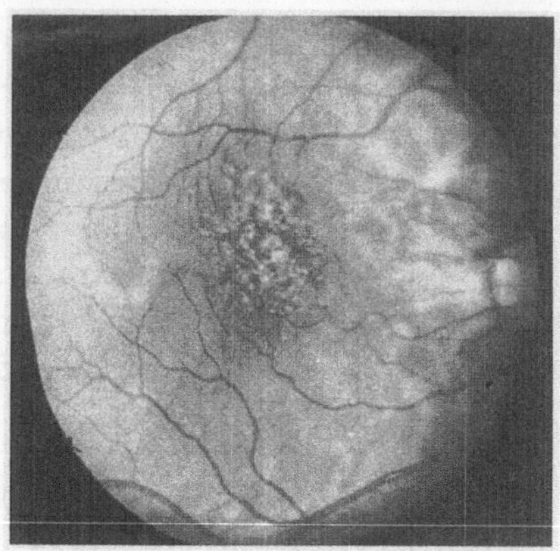

Abb. 38. Dominante Drusen der Bruch-Membran („Malattia leventinese")

ERG/EOG

Trotz des massiven Befunds am hinteren Pol geht die Krankheit mit weitgehend normalem elektrodiagnostischem Befund einher. Das ERG ist skotopisch und photopisch stets normal, der Lichtanstieg im EOG dagegen kann, entsprechend der teilweisen Pigmentepithelbeteiligung, in ausgeprägten Fällen gestört sein. Bei einer Reihe von Patienten wurden bei normalem EOG pathologische c-Wellen registriert (Röver et al. 1987b).

9.2.2 Angioide Streifen (Morbus Groenblad-Strandberg)

Hierbei handelt es sich um eine Erkrankung der Bruch-Membran, bedingt durch einen Schaden in der Kollagenbiosynthese. Deshalb bewegen sich die elektrophysiologischen Befunde im Normbereich. Selbst in fortgeschrittenen Stadien mit deutlichen Narben im Pigmentepithel und in den Netzhautschichten am hinteren Pol, evtl. nach symptomatischer choroidaler Neovaskularisation mit konsekutiver seröser Retinopathie und Blutungen, sind keine nennenswerten ERG- und EOG-Veränderungen zu erwarten.

9.2.3 Disziforme Makuladegeneration nach Junius Kuhnt

Bei dieser „feuchten" Form der senilen Makuladegeneration treten durch Defekte in der Bruch-Membran – ganz ähnlich wie bei der Malattia leven-

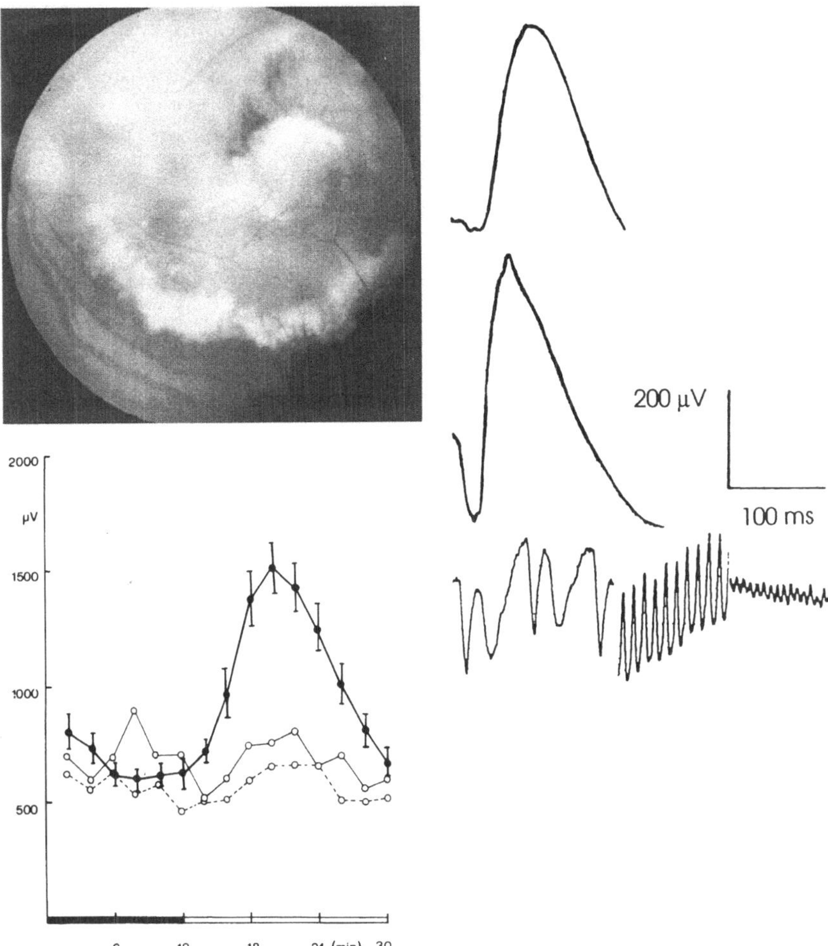

Abb. 39. Disziforme Reaktion („Makuladegeneration nach Junius-Kuhnt") nach exsudativer Makulopathie bei chorioidaler Neovaskularisation auf dem Boden seniler Drusen. ERG: Normale skotopische Antworten auf Einzelreize (10 cd/m² bzw. 1000 cd/m², Reizdauer 100 ms), normales Flimmer-ERG. EOG: Reduzierter Lichtanstieg (*leere Symbole*); *gefüllte Symbole:* EOG-Mittelwertkurve der Augengesunden mit Standardabweichungen

tinese und dem M. Groenblad-Strandberg – chorioidale Gefäße in den subretinalen Raum über und verursachen dort eine seröse Retinopathie, Transsudationen und Blutungen unter dem Pigmentepithel und der Netzhaut. Die elektrophysiologischen Befunde sind jedoch, im Vergleich zu den sehr ausgeprägten Fundusveränderungen, in der Regel unverhältnismäßig gering. Dem Umfang der Läsion entsprechend sind gelegentlich ERG-Amplituden und häufiger und deutlicher die EOG-Amplituden herabgesetzt (Abb. 39).

9.3 Pigmentepithel

Es gibt eine Reihe von heredodegenerativen Funduserkrankungen, die primär das retinale Pigmentepithel betreffen: die vitelliforme (Best-) Makuladegeneration, die Musterdystrophien des hinteren Pols und der Fundus flavimaculatus im Rahmen der Stargardt-Makuladegeneration.

9.3.1 Vitelliforme Makuladegeneration (Best)

Der Beitrag der elektroophthalmologischen Untersuchung zur Diagnostik der *vitelliformen* oder *vitelliruptiven*, *infantilen* oder *juvenilen Makuladegeneration* (Best) und auch zur Identifizierung klinisch asymptomatischer Genträger ist wegen des charakteristischen EOG-Befunds besonders wertvoll. Das Manifestationsalter dieser dominant-erblichen (Chromosom 11q13) Erkrankung liegt zwischen dem 5. und 15. Lebensjahr. Doch gibt es auch spät manifestierende und gelegentlich asymptomatische Genträger. Wegen der strukturellen Besonderheiten der Makula wird die eigentlich ubiquitäre Lipofuszinspeicherung nur hier so ausgeprägt, daß sie ophthalmoskopisch sichtbar ist. Im Frühstadium mit dem typischen eidotterförmigen zystenartigen Makulaherd (Abb. 40) findet sich noch ein guter Visus. Später, nach dem Durchbruch des gespeicherten Lipofuszins, im Stadium des Pseudohypopyons (Rühreistadium), reduziert sich der Visus bis auf 0,1–0,2; sekundäre Zysten können sich evtl. formieren. Im Narbenstadium mit Zentralskotom können schließlich unspezifische Veränderungen auftreten (chorioidale Neovaskularisation). Sowohl die Größe als auch das Erscheinungsbild des Makulaherds sind im Verlauf der Erkrankung starken Änderungen unterworfen, was zu Unsicherheiten in der Diagnostik führen kann. Diese können dann durch das EOG ausgeräumt werden.

Multiple vitelliforme Zysten

Sie können sowohl als Ausdruck des M. Best als auch als Ausdruck einer eigenständigen, rezessiv-vererbten oder sporadischen Erkrankung auf-

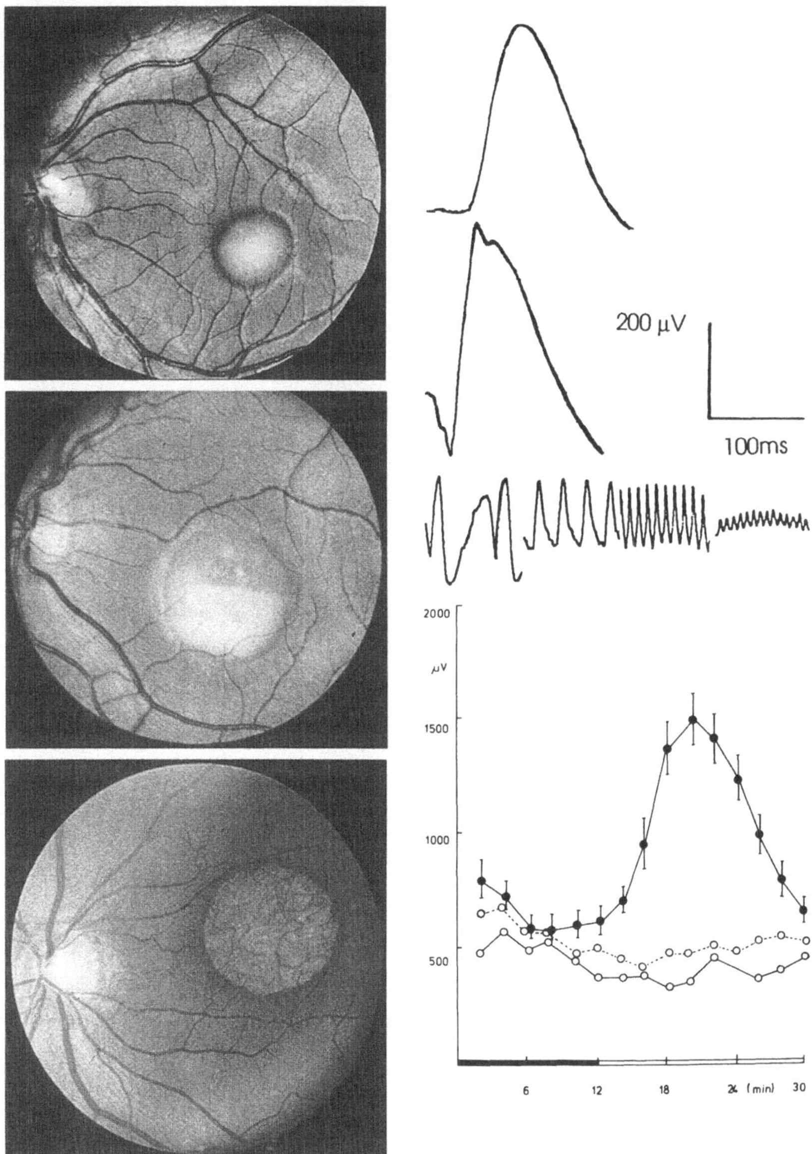

Abb. 40. Vitelliforme Makuladegeneration im Eidotterstadium (*oben*), im Stadium der Resorption („Rührei“; *Mitte*) und im Narbenstadium (*unten*). ERG: Normale skotopische Antworten auf Einzelreize (10 cd/m^2 bzw. 1000 cd/m^2, Reizdauer 100 ms), normales Flimmer-ERG. EOG: Fehlender Lichtanstieg (*leere Symbole*); *gefüllte Symbole:* EOG-Mittelwertkurve der Augengesunden mit Standardabweichungen

treten. In diesen letzteren Fällen liegt das Manifestationsalter der Zysten mit 40-60 Jahren deutlich höher als bei M. Best. Die sichere Unterscheidung zwischen den 2 Formen ist nur mit dem EOG möglich.

ERG/EOG

Obwohl die klinisch sichtbaren Veränderungen auf die Makula beschränkt sind, ist doch das ganze Pigmentepithel durch eine Lipofuszinansammlung betroffen (Weingeist et al. 1982, Frangieh et al. 1982). Die sensorische Netzhaut ist nur im Spätstadium und auch dann nur zentral betroffen; entsprechend ist das ERG normal. Auch in Spätphasen, wenn der typische Eidotterbefund längst einem Narbenareal gewichen ist, kann die Konstellation von normalem ERG und fehlendem Lichtanstieg im EOG als pathognomonisch für die Bestsche vitelliforme Makuladegeneration gewertet werden. Das pathologische EOG findet sich auch bei Genträgern ohne sichtbare Krankheitsmanifestation (Deutman 1969). Ein Fehlen des Fundusbefunds bei den Eltern eines Patienten spricht also nicht zwingend gegen einen dominanten Erbgang. Man muß das EOG prüfen. Bei multiplen vitelliformen Zysten kann man mit Hilfe des EOG zwischen dominantem (M. Best) und rezessivem Erbgang unterscheiden: der fehlende Lichtanstieg ist für den M. Best typisch.

9.3.2 Adulte vitelliforme Makuladegeneration

Die adulte vitelliforme Makuladegeneration imponiert klinisch als eine milde Variante der vitelliformen Makuladegeneration. Die Makulaläsion ist bei der adulten Form kleiner, das Manifestationsalter deutlich höher (40-60 Jahre). Das EOG weist lediglich einen herabgesetzten Lichtanstieg, nicht aber ein Fehlen des Lichtanstiegs auf (Abb. 41). Der familiäre Befall ist wegen der späten Manifestation schwieriger nachweisbar als bei der juvenilen Form.

9.3.3 „Pseudovitelliforme Makuladegeneration"

Hierbei handelt es sich nicht nur um eine nosologische Entität, sondern um den klinischen Aspekt der Bestschen oder der adulten vitelliformen

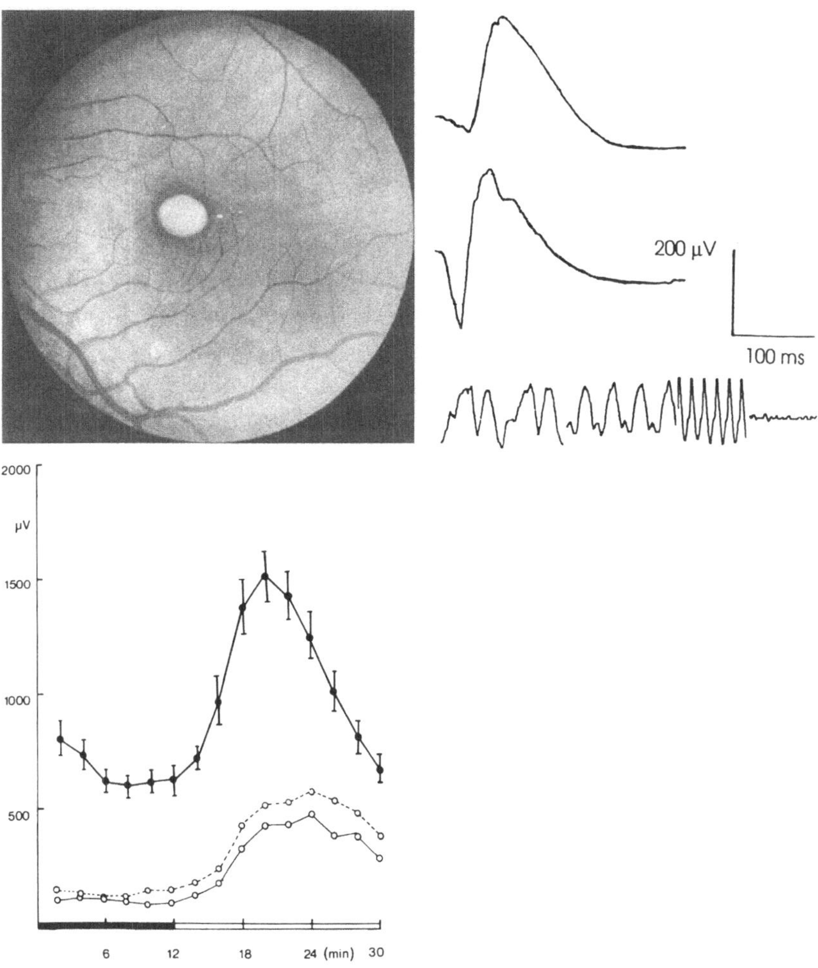

Abb. 41. Adulte vitelliforme Makuladegeneration. Patient männlich, 50 Jahre. Visusreduktion seit 1 Jahr bekannt (0,2 bzw. 0,6). ERG: normale skotopische Antworten auf Einzelreize (10 cd/m² bzw. 1000 cd/m², Reizdauer 100 ms), normales Flimmer-ERG. EOG: normaler Lichtanstieg (*leere Symbole*); *gefüllte Symbole:* EOG-Mittelwerte der Augengesunden mit Standardabweichungen

Makuladegeneration, der von verschiedenen disziformen Läsionen unterschiedlicher Ätiologie vorgetäuscht werden kann (z. B. Histoplasmose, Z. n. Makulablutung, Thioridazinmakulopathie u. a). Entsprechend der vielfältigen Ätiologie läßt sich für pseudovitelliforme Makulaveränderungen auch kein einheitlicher elektrophysiologischer Befund benennen; die

Ergebnisse der Elektrodiagnostik spiegeln vielmehr die unterschiedlichen Ätiologien wider.

9.3.4 „Musterdystrophien" des zentralen Fundus

Die *autosomal-dominant* erblichen Musterdystrophien des zentralen Fundus (Abb. 42) sind nach dem Erscheinungsbild und der Intensität der Manifestation sehr unterschiedlich. Auch innerhalb der Mitglieder einer betroffenen Familie kann man manchmal eine auffallende Variabilität feststellen (Thomann et al. 1995, Daniele et al. 1996). Zu ihnen gehört auch die bekannte *schmetterlingsförmige Pigmentdystrophie* der Makula (Deutman et al. 1970).

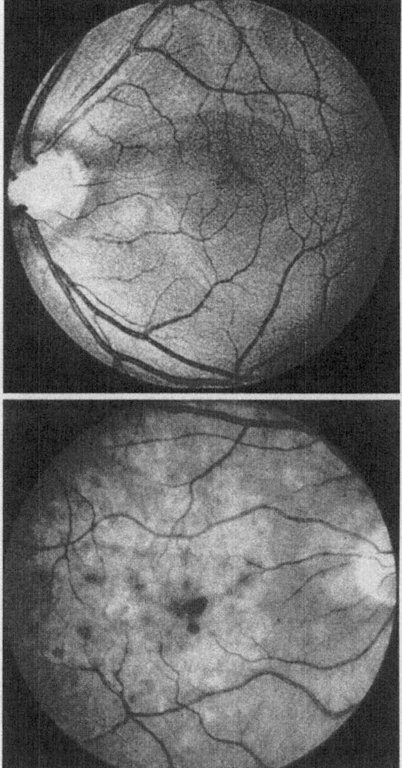

Abb. 42. „Musterdystrophien" des zentralen Fundus. Autosomal-dominante schmetterlingsförmige Pigmentdystrophie der Makula (*oben*) und retikuläre Dystrophie des Pigmentepithels (Sjögren; *unten*)

Kennzeichen aller autosomal-dominanten Musterdystrophien ist ein fehlender oder reduzierter Lichtanstieg im EOG bei normalem ERG.

Bei der *rezessiv* erblichen Musterdystrophie des zentralen Fundus, der *retikulären Dystrophie des Pigmentepithels* (Sjögren 1950), findet sich bei sonst völlig normaler Funktion häufig auch ein pathologisches EOG (Wakabayashi et al. 1983).

Fazit

- Typisches Merkmal aller autosomal-dominanten Dystrophien des Pigmentepithels ist ein pathologischer bis fehlender Lichtanstieg im EOG bei normalem ERG.
- Das Fehlen eines Fundusbefunds bei den Eltern eines Befallenen spicht nicht zwingend gegen den dominanten Erbgang. Man muß das EOG prüfen.

9.4 Rezeptorenschicht

Den Hauptanteil der tapetoretinalen Degenerationen bilden jene Erkrankungsformen der Netzhaut, die ihren Ursprung im Bereich der Rezeptoren bzw. in der Interaktion zwischen Rezeptoren und Pigmentepithel haben. Derartige Dystrophien gehen entweder von der Netzhautmitte aus (Makuladegenerationen nach Stargardt, Zapfendystrophien, Zapfen-Stäbchen-Dystrophien) oder aber, was häufiger vorkommt, sie beginnen in der mittleren Peripherie (*Retinitis pigmentosa*).

9.4.1 Retinitis pigmentosa

Der Begriff „Retinitis pigmentosa“ (RP) umfaßt eine Gruppe von Erkrankungen, die sich zwar in vielen Details unterscheiden, jedoch folgende Hauptmerkmale gemeinsam haben:

- Heredität,
- lebensbegleitender Verlauf mit meist initialer Nachtblindheit,
- progressiver retinaler Zellverlust mit der Entwicklung von Pigmentationen am Fundus,

- progressive Gesichtsfeldeinschränkung,
- früh ausgeprägte pathologische Elektropotentiale.

Die als entzündlich gedeuteten Zeichen (vitreale Zellinfiltration und perivaskuläre Pigmentationen), die der Erkrankung den Namen geben, sind zwar inzwischen als Sekundärmerkmale identifiziert, die Bezeichnung „Retinitis" wird jedoch auch in diesem Text weiterverwendet, um sich der einheitlichen Nomenklatur anzupassen.

Zweifellos ist die RP die häufigste erbliche Degeneration der Netzhaut. Man nimmt eine Häufigkeit von etwa 1:5000 weltweit an. Demnach muß man mit mehr als 15000 Befallenen in der Bundesrepublik Deutschland rechnen.

Stäbchen-Zapfen-Degeneration

Bei zahlreichen RP-Formen sind in den letzten Jahren – häufig auf molekulargenetischem Weg – Strukturveränderungen im Rhodopsin (und in anderen Strukturen des Rezeptorpigmentepithelkomplexes) als ursächliche Schäden nachgewiesen worden. Entsprechend findet sich initial, vor dem Auftreten ophthalmoskopisch sichtbarer Befunde, eine Verschlechterung des Dämmerungssehens, und entsprechend ist auch das pathologische skotopische ERG ein sehr frühes Symptom der RP. Der Verlauf der Gesichtsfeldbefunde ist durch ein 2-Phasen-Geschehen gekennzeichnet (Massof et al. 1987). In der 1. Phase ist trotz schon bestehender Dunkelanpassungsstörung das bei Helladaptation registrierte Gesichtsfeld noch intakt. Jedoch finden sich bereits in dieser Phase skotopisch pathologische ERG-Potentiale. Zu einem je nach Erbgang und individuellem Verlauf unterschiedlichen Zeitpunkt beginnt die Phase 2, die Phase der Gesichtsfeldeinschränkung, die mit einer jährlichen Rate z.B. 10–20% des zuvor vorhandenen Gesichtsfeldareals voranschreitet. Dieser allmähliche Schwund des Gesichtsfelds folgt einer negativen Exponentialfunktion. In Phase 2 wird das ERG zunehmend und dann auch im photopischen Bereich pathologisch.

Phase 1 und Phase 2 sind, auch mit Hilfe der elektrophysiologischen Befunde, gut als Phase der Rezeptoraußensegmentverkürzung (1) und als Phase des zunehmenden Rezeptorverlusts (2) verständlich. Die Störung der Dunkeladaptation ist demgegenüber kontinuierlich progressiv und mit dem Verlauf des skotopischen ERG direkt zu korrelieren, solange dieses über der Erfassungsgrenze liegt.

Das Fundusbild mit den knochenkörperchenartigen Pigmentansammlungen um die kleinen Gefäße, mit wachsgelber Papille, engen Netzhautge-

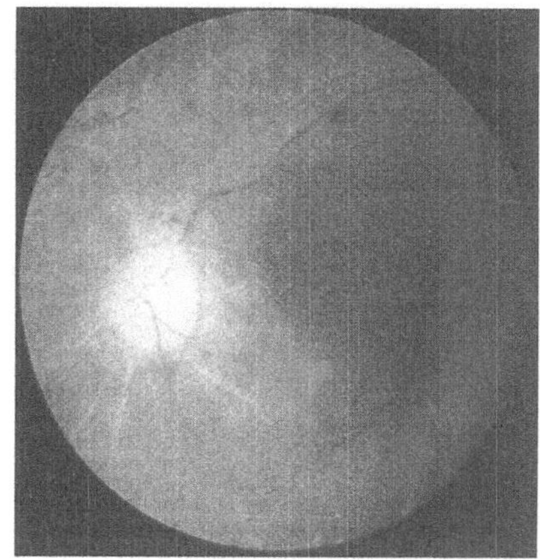

Abb. 43. „Retinitis pigmentosa“. Pigmentdegeneration, wachsgelbe Papille, enge Netzhautgefäße, Aderhautatrophie

fäßen und Aderhautatrophie (Abb. 43), ist jedem gut bekannt. Feine Zeichen sind die zellige Infiltration des Glaskörpers und die Unebenheit der Netzhautinnenfläche, die sich am atypischen Reflexverhalten erkennen läßt.

Im *ERG* wird der Stäbchenanteil zunehmend pathologisch und schließlich nicht mehr erfaßbar. Später werden auch die Zapfenantworten kleiner, bis sie unter die Erfassungsgrenze absinken. Im *EOG* reduziert sich der lichtabhängige Teil, bis es nur noch aus dem Basispotential besteht. Danach ist eine weitere Verlaufskontrolle mit Hilfe der klinischen Elektrodiagnostik nicht mehr möglich. Im Gegensatz zur Chorioideremie jedoch bleibt das Basispotential längerfristig noch im Normbereich (Alexandridis et al. 1972).

Zapfen-Stäbchen-Degeneration

Seit der Verfeinerung der subjektiven und objektiven Untersuchungsmethoden in den letzten 10 Jahren wissen wir, daß man bei einem kleineren Teil der RP-Patienten trotz voller Manifestation eine Restfunktion der Stäbchen sowohl perimetrisch als auch elektroretinographisch feststellen kann. Dies korreliert mit der Tatsache, daß viele dieser RP-Patienten sich in der Dämmerung nicht grob beinträchtigt fühlen, obwohl ihre Dunkeladaptation gestört ist und ihre Gesichtsfelder zunehmend schlechter werden. Es handelt sich hierbei um den RP-Verlaufstyp einer fortschreitenden „Zapfen-Stäbchen-Degeneration“.

Besonders wichtig für die Diagnose ist der *ERG*-Befund: gleichmäßig reduzierte Stäbchen- und Zapfen-b-Wellen oder besser erhaltene Stäb-

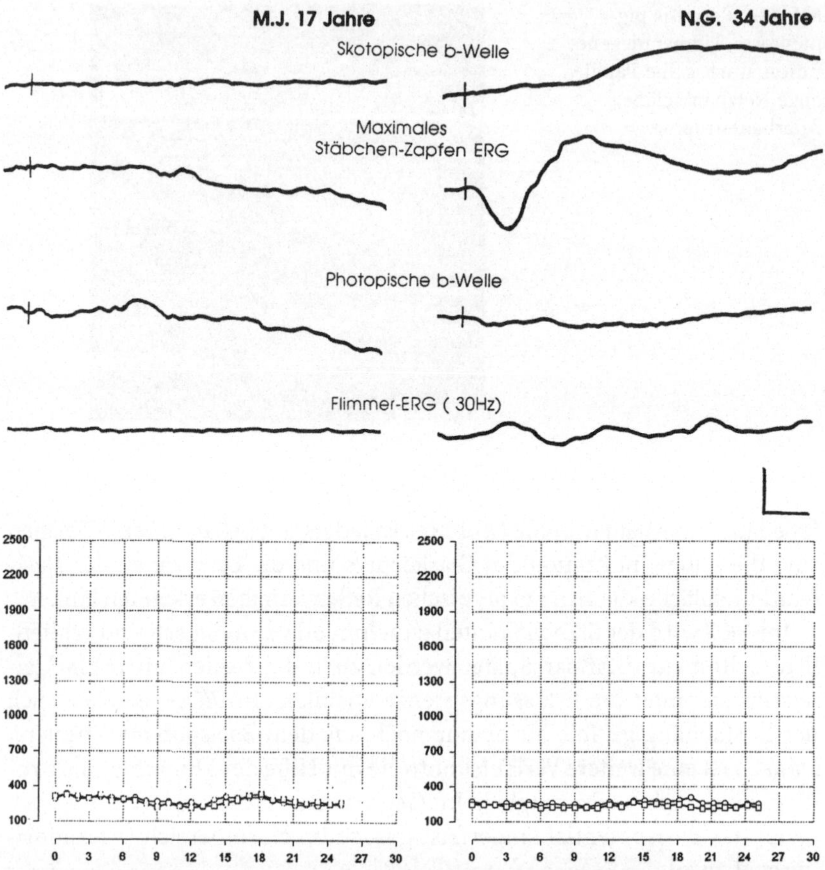

Abb. 44. Elektropotentiale des Auges bei RP. *Links:* Stäbchen-Zapfen-Degeneration. ERG-Potentiale skotopisch und photopisch unter der Erfassungsgrenze. *Rechts:* Zapfen-Stäbchen-Degeneration. Das sktopische ERG ist deutlich weniger reduziert als das photopische. *Unten:* Typisches EOG für beide Formen; keinerlei Lichtanstieg

chen- als Zapfenantwort (Abb. 44). Verglichen mit der Stäbchen-Zapfen-Degeneration und unabhängig vom Erbgang (autosomal-rezessiv oder autosomal-dominant) ist hier die klinisch sichtbare Pigmentdegeneration des Fundus weniger ausgeprägt, die initiale Ringskotome im Gesichtsfeld liegen zentraler (perizentraler Ring) und die Erkrankung wird um einige Jahre später manifest. Der Verlauf ist günstiger, obwohl viele dieser Patienten aufgrund eines Makulabefunds („Bull's eye", Makulaödem) im Laufe der Zeit einen schlechten zentralen Visus entwickeln (Heckenlively 1987).

Früherkennung der Retinitis pigmentosa mittels ERG

In den ganz frühen Phasen der Erkrankung, wenn Fundusbefunde noch fehlen und subjektive Beschwerden noch uncharakteristisch sind, ist eine Früherkennung der RP mit Hilfe der Elektroretinographie möglich. Beim Verdacht sollte man die Kinder schon vor dem Einschulungsalter einer ERG-Untersuchung zuführen. Sind Amplituden und Gipfelzeiten der Stäbchen- und Zapfenantworten im ERG normal, dann kann man eine RP mit Wahrscheinlichkeit ausschließen. Wegen einiger langsamer Verlaufsformen (bes. bei dominantem Erbgang, s. u.) gelingt der endgültige Ausschluß mit hoher Wahrscheinlichkeit erst mit Ende der 2. Lebensdekade.

• Genetik: Erbgang und Elektropotentiale

Die Molekulargenetik hat in den letzten Jahren umfangreiche Kenntnisse bei der Erforschung der Ursachen der RP gewonnen. Eine unerwartet große genetische Vielfalt liegt der RP zugrunde. Bis heute fanden sich allein über 40 Mutationen im Rhodopsingen, welche bei dominantem Erbgang RP auslösen können. Detaillerte Genotyp-Phänotyp-Korrelationen zu erarbeiten, wird sicherlich eine längerfristige Aufgabe sein.

Gewisse Grundtendenzen des RP-Verlaufs lassen sich aber auch bereits mit den Mendel-Vererbungstypen korrelieren. Gerade unter Berücksichtigung des Verlaufs der Elektropotentiale ist dies klinisch nützlich, auch wenn die individuelle Prognose wegen der ausgeprägten Überschneidungen der Expression zwischen den einzelnen Erbgängen schwierig bleibt.

X-chromosomale Retinitis pigmentosa

Auch wenn kürzlich ein Gen für die x-chromosomale RP kartiert wurde, beruht die Diagnostik noch auf Stammbaum und klinischer Symptomatik. Patienten mit x-chromosomaler RP zeigen die im Durchschnitt ungünstigsten Verläufe der 3 Vererbungstypen.

Einzelantworten im ERG sind nicht selten schon im Schulkindalter nicht mehr zu erfassen; evtl. kann dann mit Averaging noch eine Registrierung erzielt werden. Entsprechend deutlich ausgeprägt sind die subjektiven Sehminderungen; bei befallenen Männern engt sich das Gesichtsfeld nicht selten schon im 4. Lebensjahrzehnt auf unter 5° ein.

Konduktorinnen der x-chromosomalen RP können auffällig werden. Die Zufallsinaktivierung des X-Chromosoms sorgt für variable Heterozygotensymptome (z. B. tapetoider Reflex, Glaskörperfluoreszenz), die jedoch, da auch ein kompletter und fehlender Befall der Konduktorinnen beobachtet wird, nicht völlig zuverlässig sind. Dies kann auch das ERG nicht für sich in Anspruch nehmen. Die verzögerte Gipfelzeit, besonders auch im photopischen ERG (Berson et al. 1979), kann jedoch eine wesentliche Hilfe bei der Identifikation von Konduktorinnen x-chromosomaler RP bieten.

Autosomal-rezessive Retinitis pigmentosa

Die autosomal-rezessiv-vererbte RP ist die häufigste Form. Sie verläuft – bei sehr großer Variabilität ihrer Expression – im Durchschnitt günstiger als die x-chromosomale Form, jedoch ungünstiger als die autosomal-dominante RP. Auch der Verlauf der Elektropotentiale ist ähnlich. Trotz aller diesbezüglichen Bemühungen ist es bisher nicht gelungen, bei Genträgern autosomal-rezessiver RP eine klinische Diagnostik biomikroskopisch, funktionell oder elektrophysiologisch zu erzielen.

Autosomal-dominante Retinitis pigmentosa

Den im Mittel günstigsten Verlauf zeigt die RP mit autosomal-dominantem Erbgang. Das Voranschreiten der Degeneration jedoch zeigt interindividuell große Variabilität, wahrscheinlich bedingt durch die große Zahl der Genmutationen. Daß bisher über 40 Rhodopsingenmutationen gerade bei Patienten mit autosomal-dominanter RP identifiziert worden sind (Berson et al. 1991, Niemeyer et al. 1992), spricht dafür. Je nach Verlauf kann man die Patienten grob in 2 Typen einteilen. Bei dem einen Typus manifestiert sich die Nachtblindheit relativ spät, und der Fortschritt der Degeneration ist so langsam, daß den Patienten in der Regel bis zum Lebensende ein zentrales Sehen, d. h. zum Lesen ausreichend, erhalten bleibt. Im ERG lassen sich, oft auch im fortgeschrittenen Alter, Stäbchen- und Zapfenanworten erfassen (später regionaler Befall).

Bei dem anderen Typus dagegen (früher „diffuser Befall") manifestieren sich subjektive Beschwerden, insbesondere die Nachtblindheit, relativ früh, und der Verlauf ist insgesamt ungünstiger. Entsprechend ist im ERG die Stäbchenantwort sehr reduziert bis nicht mehr erfaßbar. Die Unterscheidung einer früh manifestierten, dominanten RP im Stadium „sine pigmento" von der angeborenen stationären Nachtblindheit kann im Einzelfall schwierig sein. Hier ist das EOG nützlich. Bei RP wird im EOG frühzeitig der lichtabhängige Teil des Potentials pathologisch (Abb. 44).

Fazit

- In der Frühdiagnostik der Retinitis pigmentosa (RP) liegt eine wesentliche Aufgabe der okulären Elektrodiagnostik. Das ERG kann schon zu einem Zeitpunkt pathologisch sein, zu dem noch keine wesentlichen Fundus- und Gesichtsfeldbefunde faßbar sind.
- Zur Differentialdiagnose gegenüber der kongenitalen stationären Nachtblindheit einerseits und den Phänokopien andererseits müssen die Ergebnisse von ERG und EOG mit den subjektiven Funktionsbefunden und der Fundusbiomikroskopie in Beziehung gesetzt und gemeinsam bewertet werden.

9.4.2 Besondere Verlaufsformen und Befallstypen bei Retinitis pigmentosa

• „Diffuse tapetoretinale Degeneration"

Während bei der typischen RP Zentrum und äußere Peripherie zunächst verschont bleiben, sind bei der „diffusen tapetoretinalen Degeneration" primär alle Fundusareale betroffen. Elektrophysiologisch kommt dies darin zum Ausdruck, daß sowohl die skotopischen als auch die photopischen ERG-Anteile im gleichen Umfang herabgesetzt sind.

Eine Reihe von polymorphen und heterogenen Erkrankungen des Augenhintergrunds, die unter dem Namen *Lebersche tapetoretinale Dystrophie* (früher „*Amaurose*") aufgeführt werden, gehören in diese Gruppe (Herrick et al. 1984). Es handelt sich um kongenitale Netzhautdystrophien mit meistens autosomal-rezessivem Erbgang. Die Lokalisation und der Schweregrad der Netzhautveränderungen sind sehr variabel. Die Patienten sind bereits bei Geburt blind oder schwer sehbehindert. Sowohl das skotopische als auch das photopische ERG liegen in diesen Fällen von Anfang an unter der Erfassungsgrenze oder zeigen doch bei Averaging ausgeprägt pathologische Befunde. Dem ERG fällt hier eine besonders wichtige Bedeutung zu, weil die funduskopisch sichtbaren Zeichen der Erkrankung sehr unterschiedlich ausgeprägt sein können. Man findet vom normalen Augenhintergrund über milde Pfeffer- und Salz-Pigmentverschiebungen, dem klassischen Aspekt der RP, bis zu massivsten Veränderungen, einschließlich der Makula, des Sehnerven und der Gefäße, alle Übergänge. Ein Verlaufsmerkmal der Leberschen kongenitalen Dystrophie ist die - gemessen an der frühen Manifestation - geringe Progredienz. Zwar ist der Befund schon bei Geburt sehr ausgeprägt, schreitet danach aber nur noch wenig voran (Heher et al. 1992).

Makuläre Form der tapetoretinalen Degeneration

Besonders beeinträchtigend für die Betroffenen sind jene Fälle von retinaler Degeneration, die nicht nur durch eine Gesichtsfeldeinschränkung, sondern zusätzlich durch ein Zentralskotom charakterisiert werden (Grützner et al. 1975). Gerade in frühen Stadien liegt die Verwechslung mit einer Makuladegeneration nahe. Die sehr viel ernstere Prognose der makulären Form der tapetoretinalen Degeneration macht es jedoch dringend notwendig, die beiden Krankheitsbilder zu unterscheiden, wozu der elektrophysiologische Befund Hilfe bieten kann. Bei der makulären Form der diffusen tapetoretinalen Degeneration ist neben dem Zapfen-ERG schon frühzeitig auch das Stäbchen-ERG stark pathologisch. Ein weiteres differentialdiagnostisches Kriterium gegenüber der echten Makuladegeneration ist die Blausinnstörung bei der makulären Form der diffusen tapetoretinalen Degeneration. Auch das Elektrookulogramm ist frühzeitig pathologisch, jedoch ist die Registrierung technisch schwierig, weil der Patient wegen des Zentralskotoms die Fixiermarken schlecht wahrnehmen kann.

Makulär und peripher betonte Manifestationen der RP können innerhalb einer Familie mit dominantem Erbgang unsystematisch abwechseln. Auch der elektrophysiologische Befund zeigt dann ganz entsprechend eine mehr photopisch oder mehr skotopisch betonte Pathologie, jedoch ist der Befall beider Systeme die Regel. Ein Wechsel zwischen makulär und peripher betonter Manifestation kann sich innerhalb einer Familie bei einer Form dominanter RP finden, der nicht eine Mutation im Rhodopsin-, sondern im Peripheringen zugrunde liegt (Meins et al. 1993).

• Sektorförmige Retinitis pigmentosa

Die sektorförmige RP wird meist autosomal-dominant vererbt (Heckenlively et al. 1991). Von der Degeneration werden in der Regel untere retinale Quadranten befallen. Da der zentrale Netzhautbereich intakt bleibt, werden die Patienten allein durch die Gesichtsfeldeinschränkung nach oben nicht gestört.

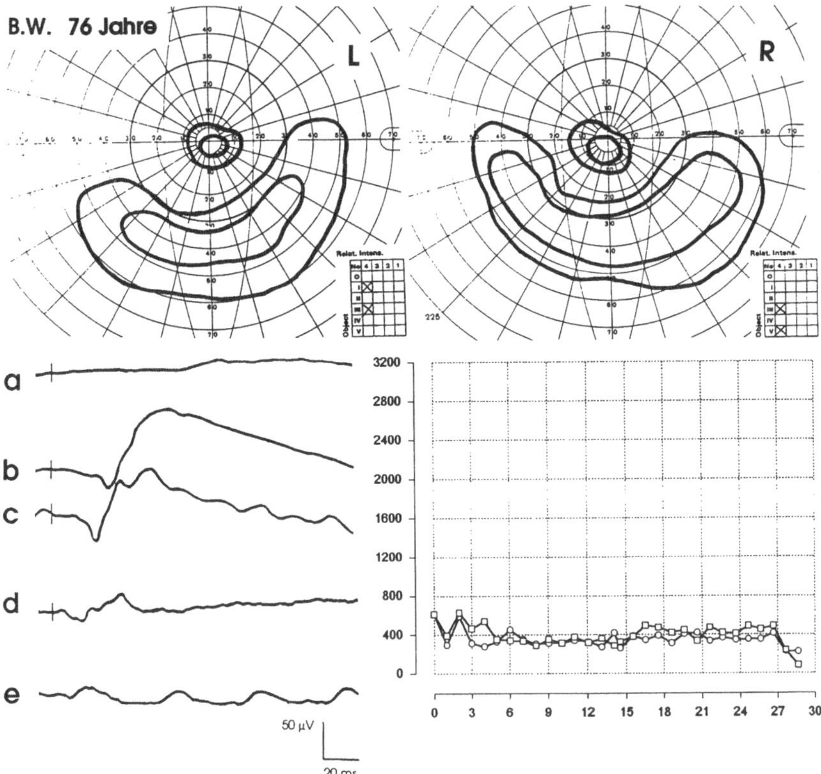

Abb. 45 a–e. Sektorenförmige Retinitis pigmentosa. Befallen sind beide unteren Quadranten. Entsprechende Gesichtsfeldausfälle. ERG: skotopische b-Welle (**a**), maximale Zapfen-Stäbchen-Antwort auf blaues (**b**) bzw. weißes Blitzlicht (**c**), photopische b-Welle (**d**) und Flimmer-ERG (**e**). Im EOG keinerlei Lichtanstieg

Sektorgebundene Retinitis pigmentosa

Zwischen streng sektorgebundener RP, bei der die übrigen Teile des Fundus ihre normale Funktion beibehalten (Abb. 45), und einer sektoriell betonten RP, bei der die übrigen Fundusareale zunächst nur subklinisch befallen sind und erst zu einem späteren Zeitpunkt das Vollbild der Erkrankung zeigen, muß genau unterschieden werden. Eine tatsächlich streng auf einen Sektor beschränkte RP ist dadurch gekennzeichnet, daß das ERG – generiert von den intakten Netzhautarealen – in bezug auf die Gipfelzeit normal ist (Berson et al. 1971). Die Amplitude kann etwas mehr oder weniger deutlich herabgesetzt sein, entsprechend dem Umfang an geschädigter Netzhautfläche.

Sektoriell betonte Retinitis pigmentosa

Sehr viel häufiger ist ein sektoriell betonter Befall bei diffuser RP. Hierbei können der Fundusbefund und das Ergebnis der Gesichtsfelduntersuchung eine sektorielle RP zunächst täuschend nachahmen. Wegen der völlig unterschiedlichen Prognose sollte die Verwechslung jedoch unbedingt vermieden werden, wozu die elektroophthalmologischen Untersuchungen den wesentlichen Beitrag leisten können. Das ERG ist typisch für eine Zapfen-Stäbchen-Degeneration; Zapfen- und Stäbchen-b-Wellen sind gleichmäßig gestört, und die Gipfelzeiten sind in beiden verlängert. Auch ein fehlender Lichtanstieg im EOG spricht für eine diffuse Retinitis pigmentosa.

• Retinitis pigmentosa sine pigmento

Das Zusammentreffen typischer Funktionsdefekte mit dem Fehlen des typischen Fundusbefunds hat zu dieser absonderlichen Bezeichnung geführt. In der Mehrzahl dieser Fälle kommt es im späteren Verlauf der Erkrankung doch zu Pigmentansammlungen, die sich dann in Richtung des typischen Fundusbildes entwickeln. Gerade in der frühen Phase, wenn bei angegebener Gesichtsfeldeinschränkung der typische Fundusbefund noch fehlt, ist die ophthalmologische Elektrodiagnostik bei der Retinitis pigmentosa „sine pigmento" von entscheidender Bedeutung, um auch den Verdacht auf eine psychogene Gesichtsfeldeinschränkung auszuräumen (Abb. 46).

• Retinitis punctata albescens

Trotz des geradezu „umgekehrten" Aspekts des Fundus gegenüber der typischen RP haben beide Krankheitsbilder doch die wesentlichen Merkmale der Funktionsstörung miteinander gemeinsam: eine progrediente konzentrische Gesichtsfeldeinschränkung, ein deutlich herabgesetzt bis erloschenes ERG bzw. EOG. Bei den für Retinitis punctata albescens typischen hellen Flecken handelt es sich um Pigmentepithelrarefikationen oder Defekte.

• Paravenöse Pigmentdegeneration

Die Pathogenese dieser seltenen Erkrankung ist noch nicht geklärt. Dennoch sollte sie hier zur Vervollständigung erwähnt werden. Die Ader-

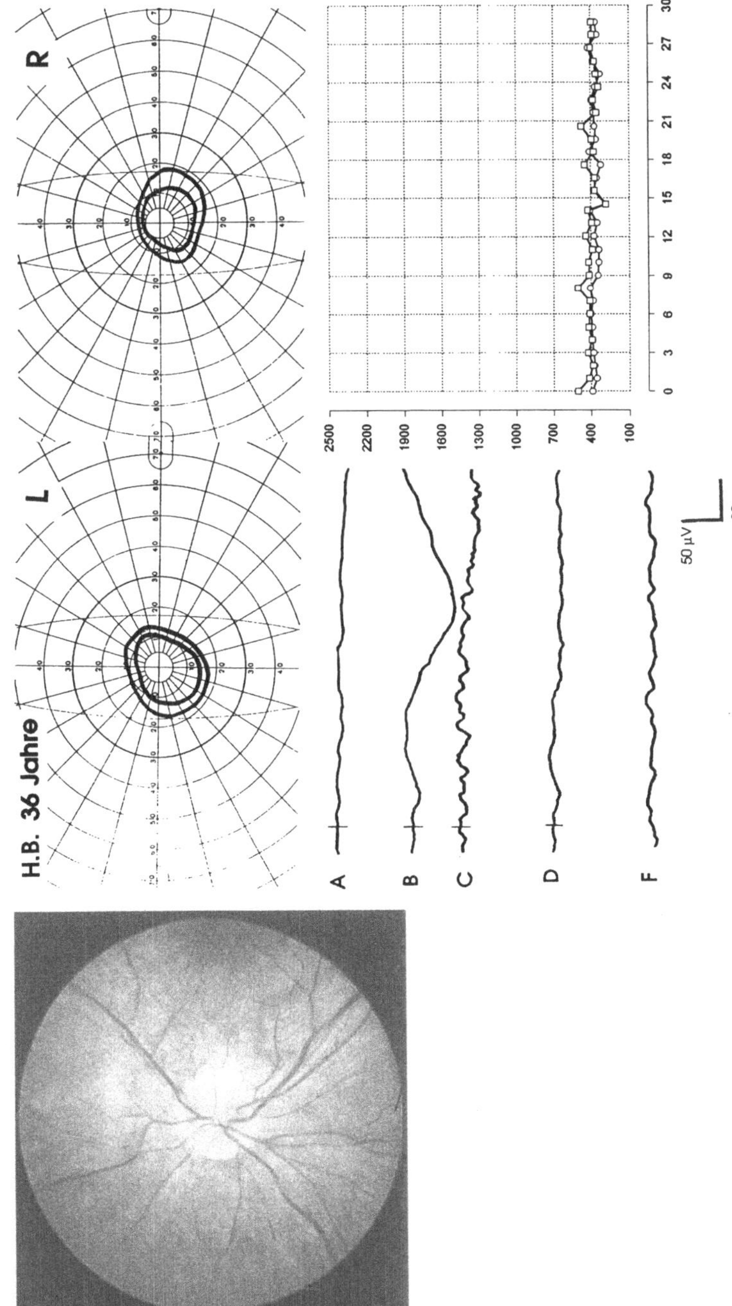

Abb. 46a–d. „Retinitis pigmentosa sine pigmento". Trotz des unauffälligen Fundusbildes röhrenförmiges Gesichtsfeld. Skotopisches ERG- (**a, b**) und oszillatorische Potentiale (**c**) unter der Erfassungsgrenze. Photopische b-Welle (**d**) und Flimmer-ERG ausgeprägt pathologisch. Im EOG keinerlei Lichtanstieg

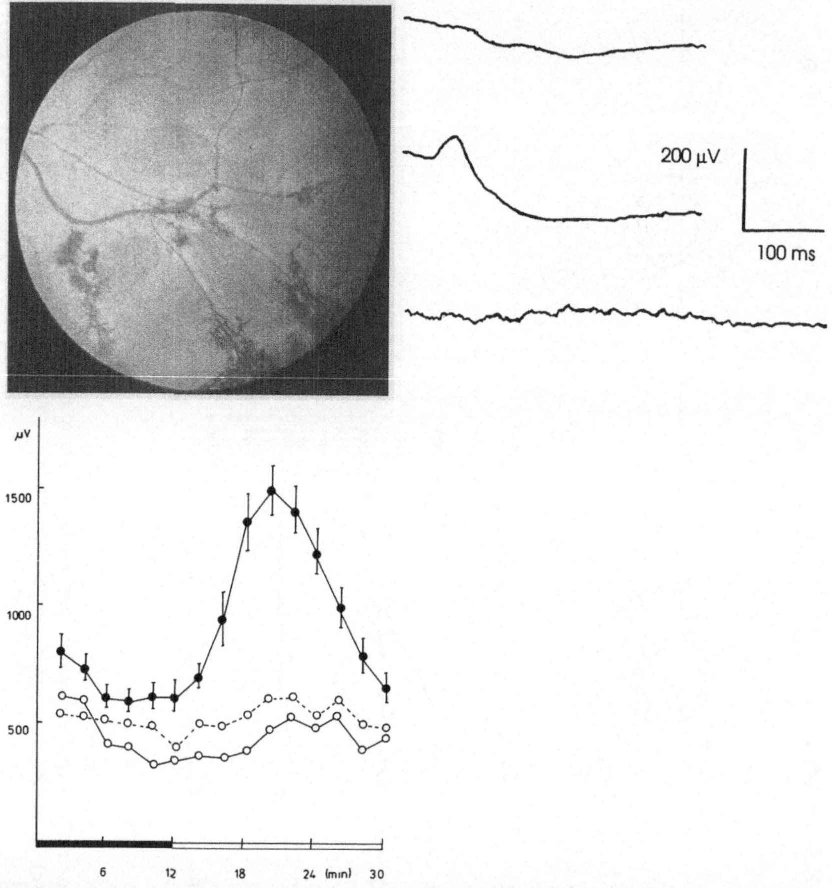

Abb. 47. „Retinitis pigmentosa paravenosa". ERG: skotopisches ERG (Einzellichtreize von 10 cd/m² bzw. 1000 cd/m², Reizdauer 100 ms) sowie Flimmer-ERG ausgeprägt pathologisch. EOG: sehr reduzierter Lichtanstieg (*leere Symbole*). Hell/ Dunkel-Verhältnis: 1,4 bzw. 1,3. *Gefüllte Symbole:* EOG-Mittelwertkurve der Augengesunden mit Standardabweichungen

hautatrophie und die Pigmentveränderungen liegen auf beiden Seiten der Netzhautvenen (Abb. 47). Der Lokalisation der paravenösen Degeneration entsprechend ist auch die Funktion gestört. Die Fundusveränderungen sind nicht immer symmetrisch und auch nicht immer typisch. Nach dem ERG handelt es sich um eine Form der Zapfen-Stäbchen-Degeneration, d.h die Störung im Zapfen-ERG geht der Störung im Stäbchen-ERG voraus. Dafür spricht auch die gelegentliche Kombination mit einem

Makulaödem (Alexandridis 1983). Der Hellanstieg im EOG ist – typisch für die RP – pathologisch.

- **„Einseitige Retinitis pigmentosa"**

Die Einseitigkeit, die mit Heredität schwer zu vereinbaren ist, sollte Grund sein, eine derartige Diagnose nur nach zuverlässigem Ausschluß anderer Möglichkeiten und nach Verlaufsbeobachtungen zu stellen. Nicht selten wird der Befall nach längerer Zeit doch auch noch am 2. Auge manifest, oder es stellt sich heraus, daß die Erkrankung keine eigentliche RP, sondern eine Phänokopie ist, erworben z. B. durch ein stumpfes Trauma, Gefäßverschluß, eine Metallose oder evtl. durch Autoimmunprozesse (s. Kap. 11).

9.4.3 Makuladegeneration nach Stargardt (Stargardt flavimaculatus)

Die Stargardt-Makuladegeneration ist eine meist autosomal-rezessiv (Chromosom 1 p), selten autosomal-dominant (Chromosom 13 q) vererbte, langsam progressive und symmetrische Erkrankung der apikalen Region des retinalen Pigmentepithels und der perizentralen und zentralen Photorezeptoren. Im Verlauf (Abb. 48) kann in der Intermediärzone eine pisziforme Lipofuszineinlagerung hinzutreten, die Flavimakulatusflekkung (einzelne Genträger zeigen diese Fleckung auch, ohne daß die Makula befallen ist). Meist zwischen dem 15. und 25. Lebensjahr kommt es zum Abfall der Sehschärfe, wenn das Perizentralskotom beginnt, das Zentrum mitzuergreifen. Die Fixation hält, wegen des Raumwertes „geradeaus", noch am winzigsten Stückchen zentralen Gesichtsfelds fest. In diesem Stadium kann eine nur mäßiggradige Verschlechterung, die ohne eine wesentliche Änderung des Fundusbildes einhergeht, den noch vorhandenen zentralen Visus dahinschwinden lassen. Die Fixation geht dann auf den Rand des Zentralskotoms über, was einen Visusabfall auf 0,1 bewirkt.

ERG/EOG

Der elektrophysiologische Befund ist in den frühen Stadien (2. Lebensdekade) durch unauffällige Antworten in H-ERG und EOG gekennzeichnet. Die Diagnose wird meist durch subjektive Funktionsproben gestellt. Zu diesem Zeitpunkt ist bereits ein Perizentralskotom (für rot ausgepräg-

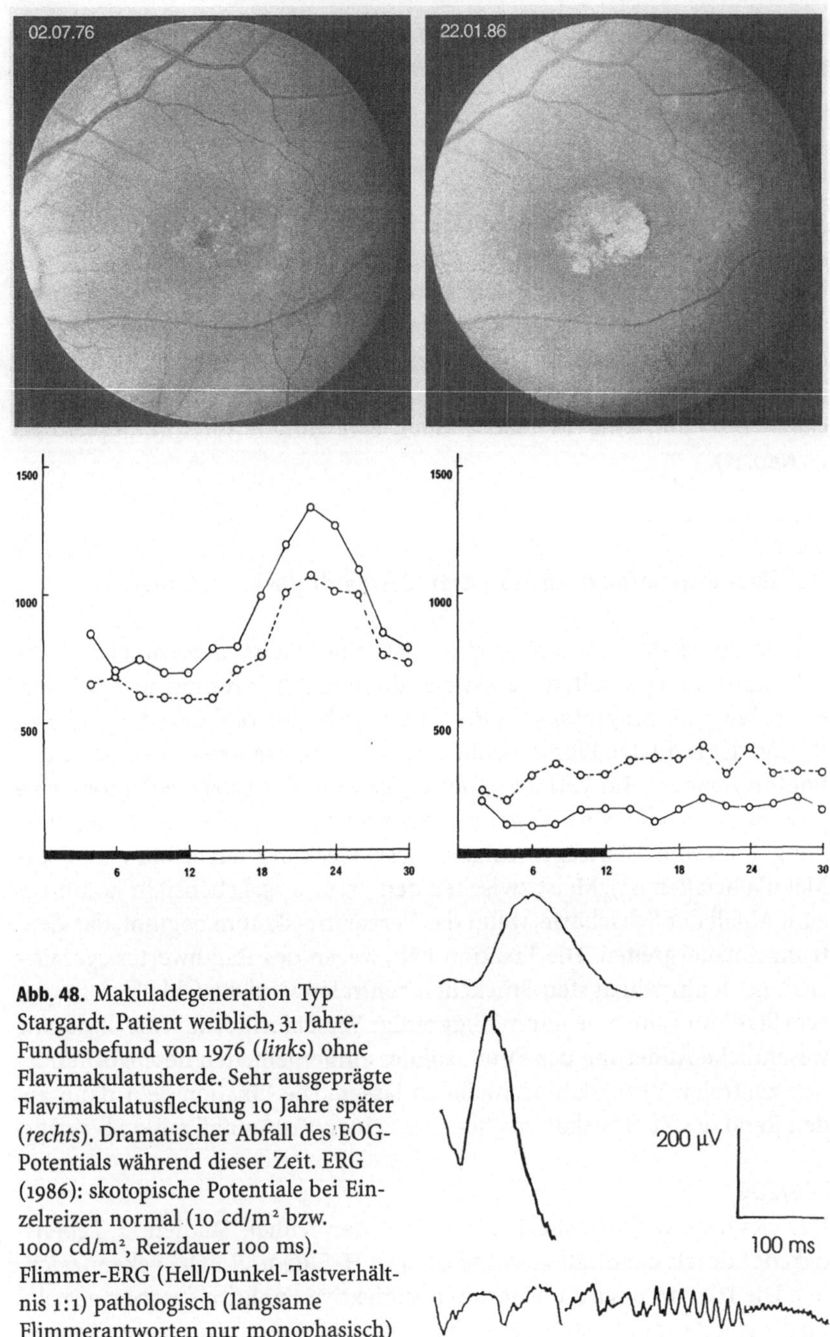

Abb. 48. Makuladegeneration Typ Stargardt. Patient weiblich, 31 Jahre. Fundusbefund von 1976 (*links*) ohne Flavimakulatusherde. Sehr ausgeprägte Flavimakulatusfleckung 10 Jahre später (*rechts*). Dramatischer Abfall des EOG-Potentials während dieser Zeit. ERG (1986): skotopische Potentiale bei Einzelreizen normal (10 cd/m² bzw. 1000 cd/m², Reizdauer 100 ms). Flimmer-ERG (Hell/Dunkel-Tastverhältnis 1:1) pathologisch (langsame Flimmerantworten nur monophasisch)

ter als für weiß) registrierbar. Am Anomaloskop stellt man eine Pseudoprotanomalie (Rotverschiebung mit Helligkeitsverlust) fest. Kommt es zur Peripheriebeteiligung mit Flavimakulatusfleckung, so wird zunächst das EOG mit reduziertem und verzögertem Lichtanstieg pathologisch, während im ERG längerfristig nur eine geringe Reduzierung der photopischen b-Welle bei normaler Gipfelzeit registriert werden kann. Bei sehr fortgeschrittenen Fällen können skotopisches und photopisches ERG pathologisch werden. Der Visus sinkt unter 0,1 ab, und im Gesichtsfeld läßt sich jetzt ein großes Zentralskotom nachweisen.

In der Differentialdiagnose beim einzelnen Patienten kann der Fundusbefund Anlaß zur Verwechslung mit der Schießscheibenmakulopathie bei Zapfendystrophie, Zapfen-Stäbchen-Dystrophie, Makulabefall bei Peripherin-RP (makuläre Form der RP) und Chloroquinmakulopathie geben. Alle diese Erkrankungen aber zeigen, im Gegensatz zum M. Stargardt, pathologische ERG-Befunde. Auch das Narbenstadium bei vitelliformer Makuladegeneration mag Anlaß zur Verwechslung bieten. Hier wird der eindeutige EOG-Befund die Abgrenzung ermöglichen (vgl. Tabelle 2).

9.4.4 Zapfendystrophie (Cone-Dystrophy)

Die Zapfendystrophie ist eine meist autosomal-dominant, selten x-chromosomal erbliche Erkrankung der Netzhaut, bei der das Zapfensystem selektiv und progressiv betroffen ist. Als initiale Funktionsstörung haben die Patienten nicht selten eine Pseudoprotanomalie wie beim M. Stargardt. Der zentrale Visus in den Frühstadien kann gut oder leicht gestört sein. Die typische Schießscheibenmakulopathie (Abb. 49), d.h. ein ovalärer Kranz von Pigmentepitheldefekten in der Netzhautmitte, wird erst in den fortgeschrittenen Stadien deutlich, bietet aber kein eindeutig unterscheidendes Merkmal zwischen Zapfendystrophie und M. Stargardt. Die subjektiven Funktionsstörungen verhalten sich im weiteren Verlauf jedoch typisch. Der relativ geringe zentrale Ausfall im Gesichtsfeld bei Prüfung mit weißen Marken verwandelt sich zum riesigen zentralen Defekt, wenn man eine rote Marke am Goldmann-Perimeter verwendet (Jaeger et al. 1979), da das Rot aufgrund des Purkinje-Phänomens nur von den Zapfen, und von diesen bei Dystrophie sehr schlecht gesehen wird. Charakteristisch ist auch die verlängerte Erholungszeit nach Lichtbelastung.

Tabelle 2. Erbliche Makuladegenerationen

	Subjektive Symptome	Skotopisches ERG	Photopisches ERG	EOG
Bestsche vitelliforme Makuladegeneration	Visusreduktion im Spätstadium (bis 0,1)	Normal	Normal	Fehlender Lichtanstieg
Adulte vitelliforme Makuladegeneration	Geringe Sehstörung	Normal	Normal	Herabgesetzter Lichtanstieg
Musterdystrophien der Makula	Keine	Normal	Normal	Herabgesetzter Lichtanstieg
Stargardt	Initial Perizentral-, später Zentralskotom, Pseudoprotanomalie	Normal	Normal	Normal
Stargardt/Flavimakulatusfleckung	Großes Zentralskotom	Normal, später pathologisch	Normal, im Verlauf pathologisch	Herabgesetzter Lichtanstieg
Zapfendystrophie	Photophobie, Pseudoprotanomalie, relatives Zentralskotom für Weiß, großes Zentralskotom für Rot	Normal	Sehr pathologisch, später erloschen	Normal

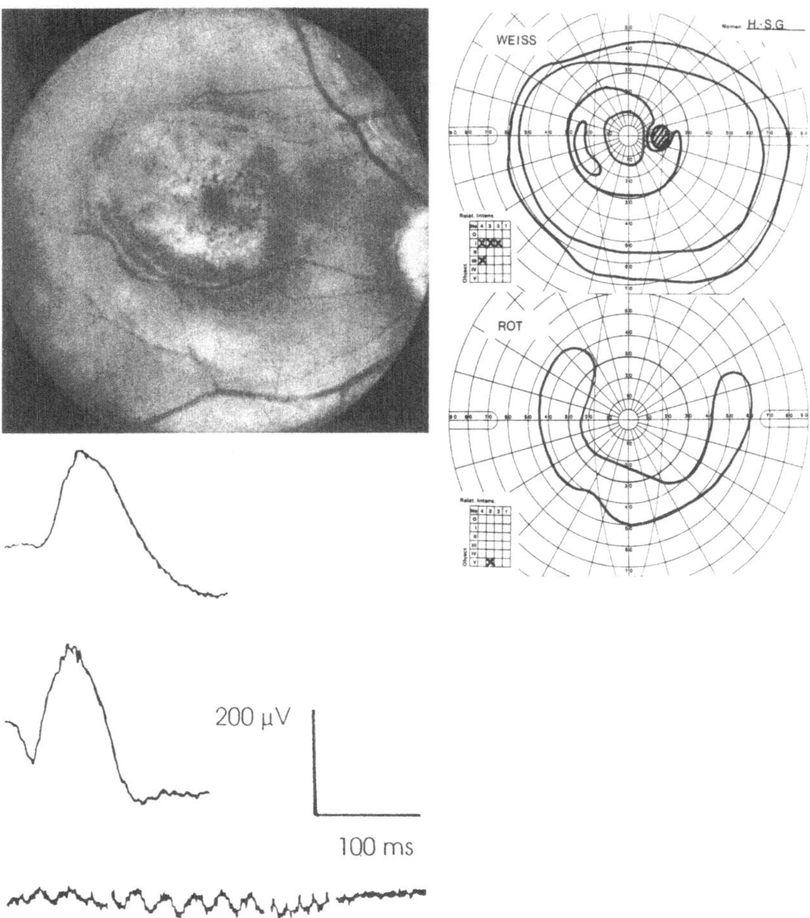

Abb. 49. Zapfendystrophie. Relativ geringer zentraler Gesichtsfeldausfall bei Prüfung am Goldmann-Perimeter mit weißen Marken; große zentrale Ausfälle bei Prüfung mit der Marke „rot". ERG: skotopische Potentiale auf Einzelreize normal (10 cd/m² bzw. 100 cd/m², Reizdauer 100 ms). Photopisches (Flimmer-)ERG pathologisch

Farbsinntests einschließlich der Farbenperimetrie tragen auch bei zur Abgrenzung der Zapfendystrophie gegenüber der „Achromatopsie mit fortschreitender tapetoretinaler Degeneration" (Alexandridis et al. 1978, Krastel et al. 1983), einer frühen Manifestationsform der Zapfen-Stäbchen-Dystrophie.

ERG/EOG

Die Abgrenzung der Frühstadien einer Zapfendystrophie gegenüber der Makuladegeneration nach Stargardt gelingt meist mit Hilfe der Elektrodiagnostik. Während das photopische ERG beim Frühstadium der Stargardt-Makuladegeneration völlig normal ist, ist es bei der Zapfendystrophie schon erheblich pathologisch. Während im weiteren Verlauf das Zapfen-ERG allmählich erlischt, bleibt das EOG langfristig normal. Entsprechend dem Gesichtsfeldbefund für rote Marken ist die ERG-Amplitude bei Reizung mit Rotlicht reduziert, und die Gipfelzeit ist verlängert (Kellner et al. 1992).

Trotz ausgeprägter Funktionsstörung der Zapfen – Visus um 0,1, Photophobie, Skotopisation im Anomaloskop, stark herabgesetztes photopisches ERG – kann gelegentlich der Fundusbefund noch unauffälig sein, so daß fälschlicherweise an eine Achromatopsie gedacht wird. Sogar zur Entwicklung eines Nystagmus kann es kommen. Andererseits kann sich der dystrophische Zapfenprozeß langfristig auf die Makula oder sogar die Fovea beschränken, so daß das Standard-(Ganzfeld-)ERG entsprechende Zeit unauffällig bleibt.

Differentialdiagnostisch kann die Zapfendystrophie gegenüber der Zapfen-Stäbchen-Dystrophie auch mit Hilfe von ERG und EOG abgegrenzt werden. Bei der Zapfendystrophie ist das ERG nur im photopischen Bereich gestört, während bei der Zapfen-Stäbchen-Dystrophie auch der skotopische Bereich pathologisch wird (Berson et al. 1968). Auch das EOG verhält sich wie bei der Retinitis pigmentosa. Bei der reinen Zapfendystrophie wird manchmal auch eine überdurchschnittlich große b-Welle registriert (Gouras et al. 1983, Alexander et al. 1984). Als Grund dafür wird ein erhöhter Spiegel der zyklischen Guanosinmonophosphate in den Stäbchen angesehen.

Keine sichere Unterscheidungsmöglichkeit bietet die okuläre Elektrophysiologie, um Phänokopien gegen hereditäre Zapfendystrophien abzugrenzen. Hier müssen andere Kriterien herangezogen werden, wie eine fehlende Familienanamnese, ein inadäquat rascher Verlauf bei späten Manifestationen oder extraokuläre Begleiterkrankungen.

9.4.5 Zapfen-Stäbchen-Dystrophien

Die Gruppe der Zapfen-Stäbchen-Dystrophien ist zwar durch das gemeinsame Merkmal sequentieller Involvierung zunächst des photopischen, dann des skotopischen Apparates gekennzeichnet, jedoch werden so extreme Unterschiede im Verlauf beobachtet, daß es sich wahrscheinlich nicht um ein einheitliches Krankheitsbild handelt. Familiäre Fälle zeigen einen autosomal-rezessiven Erbgang, sporadische Fälle machen aber einen großen Teil des Krankenguts aus.

Eine „early-onset"-Form beginnt so früh, daß der Verfall des Zapfensystems dann, wenn Sehfunktionsproben möglich werden, schon so weit vorangeschritten ist, daß die Verwechslung mit angeborener Achromatopsie leicht geschehen kann. Auch das ERG zeigt zunächst vornemlich eine Pathologie des photopischen Systems.

Durch das Hinzutreten der später auffälligen skotopischen Beteiligung wird dann die zu günstige Erstdiagnose korrigiert (Alexandridis et al. 1978). Das ERG wird nun auch im skotopischen Teil pathologisch, und das EOG verhält sich mit Voranschreiten der Zapfen-Stäbchen-Dystrophie ähnlich wie bei der RP: Reduktion und Verlust des Lichtanstiegs, während das Basispotential noch länger intakt bleibt (vgl. S. 99).

„Late-onset"-Varianten der Zapfen-Stäbchen-Dystrophien können sich noch in der 4. und 5. Lebensdekade entwickeln, so daß in diesen Fällen der hereditäre Charakter in Frage steht und eine Phänokopiediagnostik nötig wird.

Fazit

- M. Stargardt, Zapfendystrophie und Zapfen-Stäbchen-Dystrophie haben gemeinsam, daß sie vom perizentralen und zentralen Fundus ausgehen.
- Bei der Zapfendystrophie und der Zapfen-Stäbchen-Dystrophie ist das photopische ERG meist mit Auftreten der Visusreduktion pathologisch. Allerdings kann der ERG-Befund bei sehr früher Manifestation zunächst eine Achromatopsie vortäuschen.
- Beim M. Stargardt wird das photopische ERG erst spät pathologisch, das skotopische noch später. Das EOG tendiert mit Auftreten der Flavimakulatusfleckung zu einem verspäteten und reduzierten Lichtanstieg.

9.5 Körnerschicht

9.5.1 X-chromosomale, juvenile Retinoschisis

Bei dieser Erkrankung handelt es sich primär um einen Defekt der Müller-Zellen. Durch den Ausfall der Stutzfunktion der Müller-Zellen kommt es zur Abspaltung der Nervenfaserschicht von der übrigen Netzhaut. Die obligate sternförmige Makulafältelung (Abb. 50) führt zu einer langsamen Herabsetzung der Sehschärfe bis auf etwa 0,2. Im Anomaloskop erkennt man eine progressive, die Visusabnahme begleitende Erweiterung der Rayleigh-Gleichung und eine Rotverschiebung als Ausdruck der Schädigung neurosensorischer Elemente, die jedoch weniger ausgeprägt ist als bei Zapfendystrophien oder Stargardt-Makuladegenerationen. Manche Patienten klagen über Nachtblindheit. Die Gesichtsfeldaußengrenzen entsprechen dem Ausmaß der Retinoschisis in der Peripherie. Die Spaltung der Netzhaut in der Peripherie wird in etwa 50% der Fälle beobachtet (Lisch 1983).

Als Zeichen dafür, daß die Krankheit im fortgeschrittenen Stadium wohl über die Körner- und Nervenfaserschicht hinausgreift, kann es zu einer Pigmentdegeneration des Fundus kommen.

ERG/EOG

Schon in der Kindheit, in den Vorstadien zur peripheren Retinoschisis, ist die b-Welle im ERG v. a. skotopisch gestört. Mit der klinischen Manifestation lassen die zunehmend reduzierte b-Wellenamplitude – als Innenschichtpotential – und die reduzierte Flimmerantwort eine gewisse Parallelität zum Ausmaß der Retinoschisis erkennen. Latenz und Gipfelzeit der b-Welle werden länger; die oszillatorischen Potentiale werden nicht mehr erfaßbar (Kellner et al. 1990). Die maximale ERG-Antwort bei Dunkeladaptation zeigt eine negative Konfiguration, da die b-Wellenamplitude erheblich abnimmt. Dieser ERG-Befund zeigt, daß die Gefügestörung in der retikulären Schicht bereits große Netzhautareale erfaßt hat, auch wenn der Bereich sichtbarer Spaltung noch umschrieben ist. Das EOG bleibt in der Regel normal (Thaler et al. 1973, Tanino et al. 1985).

Die elektrophysiologischen Befunde bei Retinoschisis werden besser verständlich, wenn man sie nicht so sehr unter dem Gesichtspunkt des

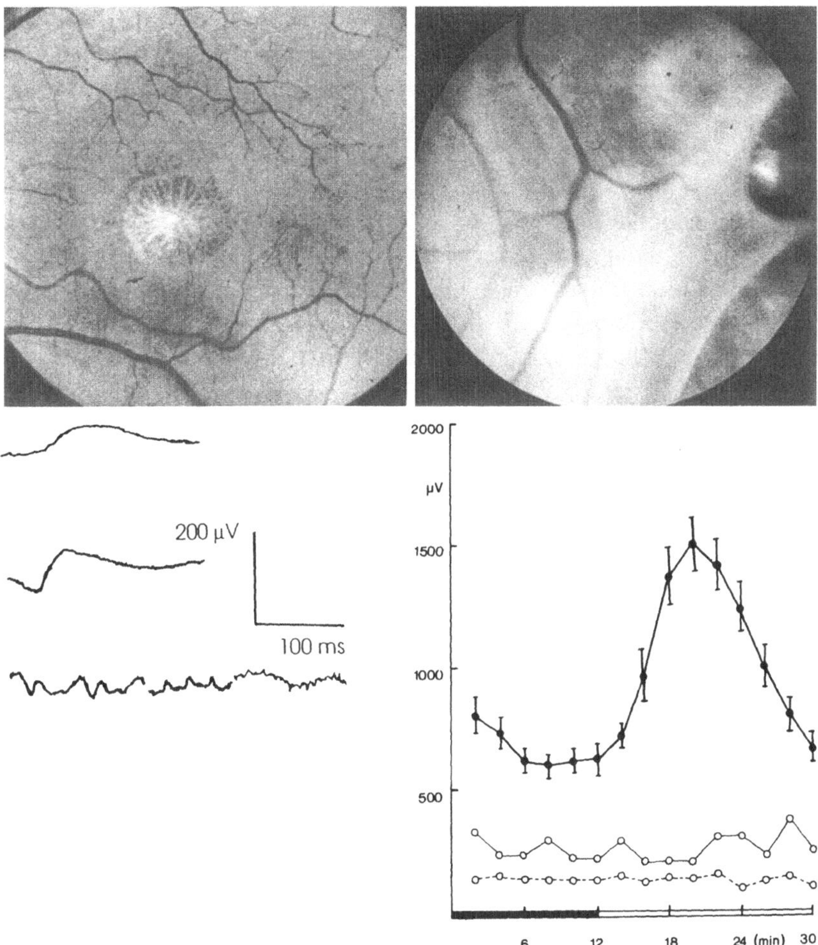

Abb. 50. Makulafältelung bei x-chromosomaler Retinoschisis (*links*) und peripherem Befall im fortgeschrittenen Stadium (*rechts*). ERG: pathologische, skotopische (Einzellichtreize von 10 cd/m² bzw. 1000 cd/m², Reizdauer 100 ms) und photopische (Flimmerlicht) Potentiale im fortgeschrittenen Stadium. EOG: keinerlei Lichtanstieg im fortgeschrittenen Stadium als Zeichen dafür, daß der Befall nicht auf die Körnerschicht begrenzt bleibt. *Gefüllte Symbole*: EOG-Mittelwertkurve der Augengesunden mit Standardabweichungen

skotopischen und photopischen Systems, sondern unter dem der schichtpräferentiellen Schädigung betrachtet. Der primäre strukturelle Schaden betrifft die Müller-Stützzellen, die atypische Filamente produzieren, welche bevorzugt die inneren Netzhautschichten, aber auch benachbarte Strukturen einschließlich des Glaskörpers durchsetzen und eine Degeneration auch neurosensorischer Elemente ebenso wie letzlich die Schisis bewirken (Zimmerman et al. 1968, Condon et al. 1986). Diese entwickelt sich in der inneren retikulären Schicht und in der Nervenfaserschicht.

Dieses Konzept macht verständlich, weshalb das ERG schon vor Auftreten der biomikroskopisch sichtbaren Retinoschisis eine Pathologie zu bieten vermag. In Anbetracht des langen Stäbchensignalwegs durch die Querneurone der mittleren und inneren Netzhautschichten wird die frühe Pathologie der b-Welle bei juveniler Retinoschisis ebenso plausibel wie die Störung der oszillatorischen Potentiale. Infiltration auch der Photorezeptoren mit Filamenten macht einsichtig, weshalb schließlich auch die a-Welle als Außenschichtantwort mit betroffen wird.

Ist das Fundusbild der Retinoschisis in der Peripherie deutlich manifest, dann wird das ERG ausgeprägt pathologisch; der Lichtanstieg im EOG wird reduziert.

Bei den Konduktorinnen sind die Elektropotentiale normal. Auch bei den anderen Funktionen konnte bislang bei Konduktorinnen der x-chromosomalen Retinoschisis keine Pathologie erfaßt werden.

9.6 Ganglienzell- und Nervenfaserschicht

Sitzt der primäre Defekt in den Ganglienzellen und in der Nervenfaserschicht der Netzhaut, so handelt es sich in erster Linie um die verschiedenen *Lipoidspeicherkrankheiten* wie z.B. Tay-Sachs, Niemann-Pick, Gaucher u.a. Sie werden im folgenden Kapitel 10 bei der Pigmentretinopathie im Rahmen von Systemerkrankungen und Syndromen behandelt.

KAPITEL 10

Pigmentretinopathie im Rahmen von Systemerkrankungen und Syndromen

Eine große Zahl von verschiedenartigen, vorwiegend stoffwechselbedingten Systemerkrankungen und Syndromen wird von Netzhautdegenerationen begleitet. Bei einem Teil entspricht das Bild der Netzhaut einer typischen Retinitis pigmentosa, z. T. ist die Pigmentdegeneration atypisch. Bei einigen dieser Erkrankungen bleibt der Netzhautbefund am hinteren Pol begrenzt. Die Potentiale im ERG und EOG werden, der Lokalisation der Netzhautveränderungen entsprechend, beeinflußt.

Bei den Gangliosidosen (z. B. M. Tay-Sachs, M. Sandhoff) mit weißgrauem zentralem Fundus und kirschroter Makula ist das ERG normal als Zeichen dafür, daß die Gangliosid-(GM2-)Speicherung auf die Ganglienzellschicht der Netzhaut beschränkt bleibt. Eine absteigende Degeneration in den Netzhautschichten vom 3. zum 1. Neuron kann man z. B. bei der neuronalen Zeroidlipofuszinose oder beim M. Niemann-Pick anhand des zunehmend schlechter werdenden ERG beobachten.

Im Gegensatz dazu sind beim M. Refsum das ERG und der Hellanstieg im EOG sehr früh pathologisch und sogar erloschen (François 1982). Die durch Phytansäurehydroxylasemangel bedingte Speicherung der Phytansäure stört hier frühzeitig die Rezeptorenschicht der Netzhaut. Eine typische oder atypische RP mit Nachtblindheit als erstem Symptom ist dann die Folge (s. u.).

Eine Gegenüberstellung der wichtigsten assoziierten erblichen Netzhautdegenerationen mit ihren elektrodiagnostischen Befunden gibt Tabelle 3 wieder. Die Augenhintergrundveränderungen bei den assoziierten tapetoretinalen Degenerationen können der typischen Retinitis pigmentosa ähneln, aber auch in wechselndem Umfang davon abweichen. In Tabelle 3 wird deshalb neutral von „Pigmentretinopathie" gesprochen (Abb. 51 und 52).

Ausführlichere Vorabbesprechung verdienen diejenigen Krankheiten, die relativ häufiger vorkommen, die einer kausalen oder symptomatischen Therapie zugänglich sind und bei denen die okuläre Elektrodiagno-

Tabelle 3. Assoziierte Netzhautdegenerationen

Diagnose	Allgemeine Symptome	Augensymptome	ERG, EOG
Lipidosen			
(A) *GM-2-Gangliosidosen* (*M. Tay-Sachs, M. Sandhoff*) Frühinfantile Form	Lipidspeicherung im ZNS *einschließlich Optikus und* Retina. Muskelhypotonie, Apathie, Konvulsionen, „amaurotische Idiotie", Megalenzephali; Exitus im 2. Lebensjahr	Grauweißer Fundus mit *kirschroter Makula*, Erblindung	ERG normal, da die *Lipidspeicherung auf die* Ganglienzellen beschränkt bleibt
Juvenile Form	Zerebellarataxie, Dystonie, Dysartrie, Myoklonie, Demenz	Kirschrote Makula bis Pigmentretinopathie, Erblindung	ERG normal, solange Lipidspeicherung auf Ganglienzellen beschränkt
(B) *Neuronale Zeroidlipofuszinosen*			
Infantile Form (Santavuori) Spätinfantile Form (Jansky-Bielschowsky) Juvenile Form (Batten-Mayou) (Vogt-Spielmayer) Erwachsenenform (Kufs)	Akkumulation von Lipopigmenten außer im ZNS z. B. auch in Lymphozyten und in der Haut. Konvulsionen, Muskelhypotonie, Ataxie, Oligophrenie, allmähliche totale Demenz	Bei Frühmanifestation Makulopathie (ohne kirschroten Fleck, ähnlich wie Pigmentepitheliopathie [4]). Bei Spätmanifestationen Makuladegeneration unterschiedlicher Ausprägung bis Pigmentdegeneration der Peripherie, enggestreckte retinale Gefäße, Gesichtsfelddefekte, Nachtblindheit, Erblindung als Folge der fortschreitenten RP (Abb. 51)	Am Anfang Lipofuszinspeicherung in den Ganglienzellen und allmählich in der Körnerschicht. Deswegen zunächst Befall der b-Welle imERG [21]. Mit zunehmender Verschlechterung des Fundusbefundes und Erscheinen der Pigmentierungen pathologisches bis erloschenes ERG. Im EOG pathologischer Lichtanstieg in Spätformen [6]

(C) *Sphingomyelinose*			
M. Niemann-Pick	Hepatosplenomegalie, Anämie, Oligophrenie, Konvulsionen spastische Paraplegie, Demenz, früher oder später Exitus	Kirschroter Makulafleck, wachsgelbe Papille, Erblindung	Zunächst ERG normal, bei längerer Überlebenszeit pathologisch
*Phytansäurespeicherung**			
Heredopathia atactica polyneuritiformis (Morbus Refsum)	Chronische Poly-„neuritis“ mit progressiven Paresien, zerebellarer Ataxie, Innenohrschwerhörigkeit, Anosmie, manchmal Ichtyosis	Sehr früh Nachtblindheit, Makuladegeneration und Pigmentdegeneration der Peripherie, konzentrische Gesichtsfeldausfälle [21]. Makula- und Peripheriebefund variabel	ERG, skotopisch mehr als photopisch, pathologisch bis nicht erfaßbar [18] EOG pathologisch
Familiäre Lipoproteinmangelsyndrome			
A-Beta-Lipoproteinämie (Bassen-Kornzweig)*	Akanthozytose der Erythrozyten, Friedreich-Ataxie, Steatorrhoe	Nachtblindheit, konzentrisch eingeschränkte Gesichtsfelder, Pigmentretinopathie	ERG fortschreitend schlechter bis schließlich erloschen [2]
Hooft-Syndrom	Erniedrigte Serumlipide, physische und mentale Retardierung	Fakultativ Pigmentretinopathie	ERG pathologisch bis nicht mehr erfaßbar [10]
Mucopolysaccaridosen Typ I (Hurler)	Typische Physiognomie: „Gargoylismus“, Skelettdysplasien verschiedenen Grades, progressive Oligophrenie, Hepatosplenomegalie, kardiovaskuläre Anomalien	Hornhauttrübung, Pigmentretinopathie, Optikusatrophie, gelegentlich kongenitales Glaukom	ERG fast immer pathologisch bzw. unter der Erfassungsgrenze. Auch der Lichtanstieg im EOG reduziert [11,12]
Typ II (Hunter) Typ III (Sanfilippo) Typ IV (Scheie)	Wie oben, jedoch fakultativ weniger ausgeprägte Symptome		

Tabelle 3 (Fortsetzung)

Diagnose	Allgemeine Symptome	Augensymptome	ERG, EOG
Laurence-Moon-Bardet Biedl-Syndrom	Hypogonadismus, Adipositas, Oligophrenie, Polydaktylie, spastische Paraplegien, manchmal Taubheit oder Schwerhörigkeit	Die Pigmentretinopathie ist Kardinalsymptom	ERG nicht erfaßbar (Abb. 52), obwohl das Bild der Pigmentretinopathie sehr variabel sein kann [3]. Lichtanstieg im EOG häufig normal [16]
Alström-Syndrom	Adipositas, Innenohrschwerhörigkeit, progressive chronische Nephropathie, Diabetes mellitus [1]	Zapfen-Stäbchen-Dystrophie, Nystagmus, fortschreitende Sehverschlechterung bis zur Erblindung, gelegentlich Linsenluxation	Am Anfang das photopische, später auch das skotopische ERG pathologisch, im EOG fehlender Lichtanstieg
Cockayne-Syndrom	Nanosomie, Progerie, Mikrozephalie, zerebellare Ataxie, Oligophrenie, Taubheit, faziale Dysmorphie	Pigmentretinopathie mit Befall des hinteren Pols, Optikusatrophie; manchmal Katarakt, Hornhautdystrophie	ERG subnormal bis nicht mehr erfaßbar
Juvenile Nephronophthise (Senior-Løken-Syndrom), renoretinale Dysplasie	Zystennieren, gelegentlich zerebellare Ataxie, Skelettdysplasien	RP, evtl. mit sehr früher Erblindung wie bei der Leberschen tapetoretinalen Dystrophie	ERG pathologisch bis nicht mehr erfaßbar, auch wenn Fundus normal erscheint [17]
Hallgren-Syndrom	Angeborene Taubheit, vestibulozerebellare Ataxie, Oligophrenie	RP	ERG nicht erfaßbar, im EOG fehlender Lichtanstieg

Myotonische Dystrophie (Curschmann-Steinert)	Makuläre Dystrophie und Myotonie v. a. im Gesicht („Facies myopathica“, „Jammergestalt“), Hals und obere Extremitäten. Auch die Pharynx, Larynx- und Bronchialmuskulatur sind betroffen	Katarakt, Hypotonie, Orbikularisschwäche. In etwa 50% der Fälle Pigmentdegeneration der Peripherie [13]. Manchmal Muster-Dystrophien des Pigmentepithels am hinteren Pol und gelegentlich Diplopien wegen Augenmuskelbeteiligung [19]	ERG und EOG sind häufig (bis zu 80%) pathologisch [15]
Kearns-Sayre-Syndrom („progressive externe Ophthalmoplegie plus“)	Mitochondriale Myopathie, Schwäche der Skelettmuskulatur, Atrioventrikulärer Block (Reizleitungsstörungen im EKG), zerebellare Ataxie, Minderwuchs, Schwerhörigkeit, Oligophrenie	Progressive externe Ophthalmoplegie mit Ptosis, atypische RP	ERG subnormal bis nicht mehr erfaßbar; EOG wegen Ophthalmoplegie nicht registrierbar
Usher-Syndrom Typ I	Angeborene Taubheit, vestibuläre Fehlfunktion	RP, frühe Katarakt	ERG und EOG sehr früh ausgeprägt pathologisch
Usher-Syndrom Typ II	Angeborene sensorielle Schwerhörigkeit, Vestibularisfunktion erhalten	RP	ERG und EOG sehr pathologisch
Hereditäre Ataxien mit assoziierter tapetoretinale Degeneration	Friedreich-Ataxie, (Beginn 6.–25. Lebensjahr), Nonne-Marie-Ataxie, Oligophrenie	Makuladegeneration oder Pigmentretinopathie oder Retinitis punctata allbescens	
Carbohydrate-deficient-glycoprotein-Syndrom	Mentale Retardierung, Ataxie, Kleinhirnhypoplasie, Hepatopathie Wachstumsretardierung	Strabismus Pigmentretinopathie	ERG pathologisch

Tabelle 3 (Fortsetzung)

Diagnose	Allgemeine Symptome	Augensymptome	ERG, EOG
Atrophia gyrata *	Hyperornithinämie durch Defekt der Ornithinaminotransferase; EKG-Veränderungen; Muskelschwäche; in Muskelzellen tubuläre Aggregate. Mentale Retardierung	Typisches Fundusbild mit fokal progressiver, von der Peripherie ausgehender areolärer Degeneration	ERG erst skotopisch, dann photopisch zunehmend logisch. EOG mit fehlendem Lichtanstieg, später auch reduziertem Basispotential (s. a. Abschn. 9.1)
Stiff-man-Syndrom	Rigidität und schmerzhafte Spannung der Körpermuskulatur, autoimmunologische Erkrankung des ZNF, vermutlich Autoaggression gegen GABA-erge Synapsen	Visusreduktion, Zentralskotom Photophobie	H-ERG und M-ERG sowie VEP pathologisch [23].

* Einer entsprechenden Therapie zugänglich.

Es wurden Zusammenstellungen und Befunde folgender Autoren verwendet:

1. Alström CH, Hallgren B, Nilson LB, Åsander H (1959) Retinal degeneration combined with obesity, diabetes mellitus and neurogenous deafness: A specific syndrome (not hitherto described) distict from Laurence-Moon Bardet-Biedl-Syndrome: A clinical endocrinological and genetic examination based on a large pedigree. Acta Psychiatr Neurol Scand 34: (Suppl 129) 1–35
2. Bassen FA, Kornzweig AL (1950) Malformations of the erythrocytes in a case of atypical retinitis pigmentosa. Blood 5 : 381–387
3. Berson EL, Gouras P, Gunkel RD (1968) Progressiv rod-cone degeneration. Arch Ophthalmol 80 : 68–75
4. Bischof G, Hammerstein W, Goebel HH (1983) Fundusdystrophie und Ceroid-Lipofuscinose. Fortschr Ophthalmol 80: 7–99
5. Carr ER, Siegel IM (1982) Visual electrodiagnostic testing. Williams & Wilkins, Baltimore
6. Copenhaver R, Goodman G (1960) The ERG in infantile late infantile and juvenile amaurotic family idiocy. Arch Ophthalmol 63 : 559–566
7. Deutman AF (1977) Hereditary diseases and syndroms with retinal choroidal or optic nerve abnormalities. In: Krill AE, Archer DB (eds) Hereditary retinal and choroidal diseases, vol 2. Harper & Row, Hagerstown
8. Franceschetti A, François J, Babel J (1963) Les hérédodégéneresences choriorétiniennes. Masson, Paris

9. François J (1982) Metabolic tapetoretinal degenerations. Surv Ophthalmol 26:293–333
10. François J, De Blond R (1963) Dégénérescense tapéto-rétinienne associée à un syndrome hypolipidémique. Acta Genet Med Gemellol 12: 146
11. Fukunaga K, Tamai A, Watanabe T, Fujinaga Y (1971) A case of Hurler's syndrome (Scheie-syndrome). Jpn J Clin Ophthalmol 25:1405–1411
12. Fusco G, Romano A, Apponi-Battini G, Rinaldi E (1976) Studio elettroretinografica in pazienti affetti da mucopolisaccharidosi. Boll Oculistica 55:195–203
13. Ginsberg J, Hamblet J, Menefere M (1978) Ocular abnormality in myotonic dystrophy. Ann Ophthalmol 10:1021–1028
14. Jaeger W, Klein D, Goebel HH, Krastel H (1985) Hereditäre Erkrankungen der Netzhautperipherie. In: Hammerstein W, Lisch W (Hrsg) Ophthalmologische Genetik. Bücherei des Augenarztes 105:254–283
15. Junge J (1966) Ocular changes in dystrophia myotonica and myotonia congenita. Doc Ophthalmol 21:1–115
16. Katsumi O, Tanino T, Hirose T, Larson E, Skladzien CJ (1985) Laurence-Moon-Bardet-Biedl syndrome: Electrophysical and psychophysical findings. Jpn J Ophthalmol 29:282–289
17. Puech JF, Renard G, Dufier JL et al. (1976) L'électrorétinogramme dans la néphronophtise. Place du syndrome de Senior-Loken. Arch Ophtal (Paris) 36:313–320
18. Rougier J (1970) La maladie du Refsum. Arch Ophtal (Paris) 30:665–672
19. Sarks J, Liu H, Killingsworth M, Horowitz G, Penfold P, Sarks S (1985) Retinal changes in myotonic dystrophy: A clinical morphological study. Aust J Ophthalmol 13:19–36
21. Toussaint D, Danis P (1971) An ocular pathologic study of Refsum's syndrome. Am J Ophthalmol 72:342–347
22. Wachtmeister L (1982) Clinical and electrophysiological findings in an early case of juvenile neuronal ceroid lipofuscinosis treated with selenium. Doc Ophthalmol Proc Series 31:209–215
23. Steffen H, Nölle B, Krastel H, Kolling GH, Meinck HM (1997) Invest Ophthalmol Vis Sci ARVO Suppl
24. Weleber RG (1989) Retinitis pigmentosa and allied disorders. In: Ryan SJ (Hrsg) Retina, vol I. Mosby, St Louis, pp 299–420
25. Bateman JB, Lang GE, Maumenee IH (1989) Genetic disorders associated with retinal dystrophies. In: Ryan SJ (ed) Retina, vol I. Mosby, St Louis, pp 421–445
26. Jaeken J, Carchon H (1993) The carbonhydrate-deficient glycoprotein syndromes: an overview. J Inherit Metab Dis 16:813–820

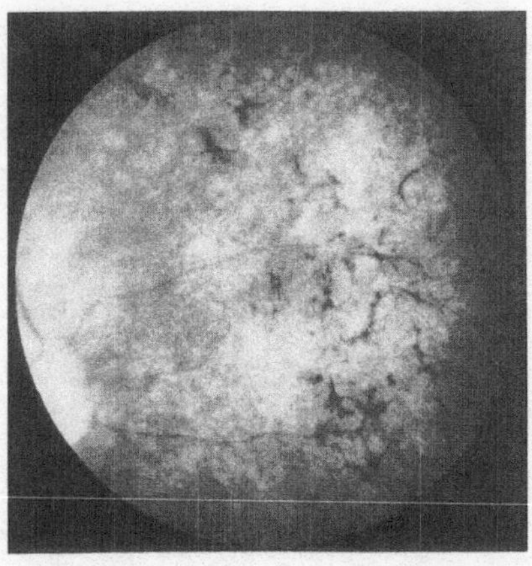

Abb. 51. Retinitis pigmentosa bei neuronaler Zeroidlipofuszinose (Vogt-Spielmeyer)

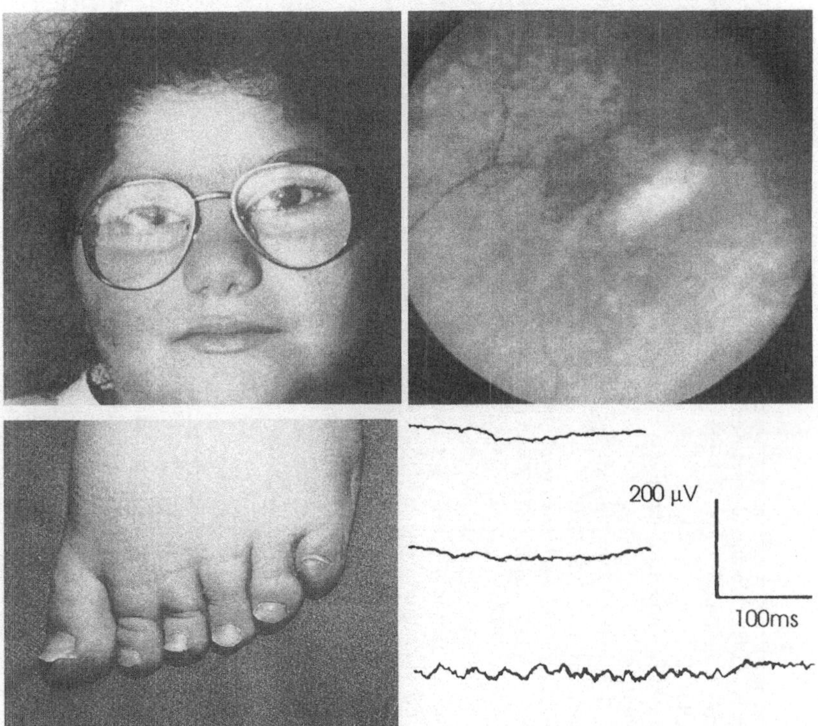

Abb. 52. Fundusbefund, Fazies, Polydaktylie und erloschenes skotopisches ERG bei einem 9jährigen Mädchen mit Laurence-Moon-Bardet-Biedl-Syndrom (s. Tabelle 3). Im photopischen (Flimmer-)ERG noch Antworten

stik zur Früherkennung entscheidende Beiträge leistet, so daß die Patienten von einer frühzeitigen Therapieeinleitung auffällig profitieren können: die Atrophia gyrata (Hyperornithinämie), das Usher-Syndrom, der M. Refsum und der M. Bassen-Kornzweig (A-Betalipoproteinämie).

10.1 Atrophia gyrata

Eine ausführlichere Information über Atrophia gyrata findet der Leser im Abschnitt 9.1.2.

10.2 Usher-Syndrom

RP und Innenohrschwerhörigkeit können, gemeinsam mit anderen Stigmata, als Zeichen zahlreicher Syndrome auftreten (Tabelle 3). Die Kombination von RP und angeborener Innenohrschwerhörigkeit ohne klinische Befallszeichen weiterer Organe und Systeme ist dagegen charakteristisch für das Usher-Synrom.

Das Usher-Syndrom wird in 2 Varianten beobachtet, die beide autosomal-rezessiv vererbt werden, sich jedoch in Manifestationsalter und Befallsausmaß der klinischen und elektrophysiologischen Befunde, sowie insbesondere bzgl. der Vestibularisbeteiligung unterscheiden. Usher-Typ-I und -Typ-II treten nicht in der gleichen Familie auf, weshalb eine Heterogenität angenommen wird. Etwa $^{2}/_{3}$ der Patienten entsprechen dem Typ II, $^{1}/_{3}$ dem Typ I.

Usher-Typ-I ist gekennzeichnet durch angeborene Taubheit, angeborene Vestibularismalfunktion und einen subjektiven Beginn der RP-Symptomatik mit Nachtblindheit am Anfang des 2. Lebensjahrzehnts. Bereits ab Mitte des 2. Lebensjahrzehnts liegt das ERG häufig unter der Erfassungsgrenze. Das EOG zeigt einen verringerten oder fehlenden Lichtanstieg.

Usher-Typ-II zeigt eine angeborene neurosensorische Schwerhörigkeit; die Vestibularisfunktion ist erhalten. Als subjektiver Beginn der visuellen Symptomatik, insbesondere der Nachtblindheit, wird von den Betroffenen das 15.–30. Lebensjahr genannt. Im ERG bei Usher-Typ-II-Patienten finden sich nicht selten noch langfristig residuale Antworten, besonders des photopischen Systems, die jedoch verlängerte Latenzzeiten aufweisen. Auch das EOG ist pathologisch, im gleichen Alter jedoch weniger einschneidend als beim Typ I.

10.3 Morbus Refsum

Die Refsum-Erkrankung (Refsum 1946) besteht in einer autosomal-rezessiv vererbten Hemmung des Phytansäureabbaus. Eine frühe Manifestationsform, die kindliche Phytansäurespeicherkrankheit, hat eine besonders schlechte Prognose.

Prägende Merkmale des Syndroms vermittelt die alte Bezeichnung „Heredopathia atactica hemeralopica polyneuritiformis", wobei allerdings 3 zielführende Symptome zu ergänzen sind: die ichthyotischen Hautveränderungen, die Hyp- oder Anosmie und die Schwerhörigkeit.

Wegen der großen Variabilität der klinischen Ausprägung ist es wichtig, der vielfältigen Aspekte des M. Refsum gewärtig zu sein, damit die Diagnose frühzeitig gestellt werden kann.

Das mit großer Regelmäßigkeit früh pathologische ERG bietet entscheidende diagnostische Hilfe und klärt die Indikation zur Prüfung des Phytansäurespiegels. Nur vor der Entwicklung einschneidender Sehverluste kann die Einleitung der Therapie den Verfall der Sehfunktion vermeiden. Diese Therapie besteht in einer Diät, die die Phytansäurezufuhr vermeidet, sowie in der Plasmapherese zum Auswaschen der Substanz. Hierbei hat sich in letzter Zeit eine spezifische Therapieform, die LDL-Apherese, als wirksam gezeigt (Marburger et al. 1995).

Im Augenbereich kann sich die Dunkeladaptationsstörung über Jahre entwickeln, ohne daß ein grober Fundusbefund faßbar wird. In dieser Phase aber ist der ERG-Befund – skotopisch noch deutlicher als photopisch – bereits ausgeprägt pathologisch, auch wenn das Gesichtsfeld zu demselben Zeitpunkt, sogar bei statischer Perimetrie, noch keine wesentliche Einschränkung aufweist. Das ERG ist damit für die Frühdiagnose sowie für die Verlaufs- und Therapiekontrolle eine besonders wertvolle Hilfe.

Im weiteren jahrelangen Verlauf prägt sich dann eine symptomatische RP mit Pfeffer- und Salz-Pigmentation, später auch Knochenkörperchen, deutlich aus. Es kommt zur Cataracta complicata und zur Rigidität der miotischen Pupille, zur neuromuskulären Symptomatik und Ataxie. In diesem Stadium liegt das ERG unter der Erfassungsgrenze der konventionellen Registriermethode.

10.4 Morbus Bassen-Kornzweig (A-Betalipoproteinämie)

Diese Erkrankung ist zwar selten, sollte aber wegen der Therapiemöglichkeit unbedingt diagnostiziert werden.

Der Netzhautschaden mit symptomatischer RP oder Retinitis punctata albescens, mit Nachtblindheit und Gesichtsfeldeinschränkung, läßt sich mit dem ERG klar erfassen und überwachen. Ursache ist der endogene Vitamin-A- und Vitamin-E-Mangel. Begleitende, dabei diagnostisch zielführende und kausal relevante Symptome sind das Fehlen von Serumbetalipoprotein und die Steatorrhö. Außerdem finden sich eine Ataxie und eine Akanthozytose der Erythrozyten (Bassen et al. 1950). Die Zufuhr der fehlenden Vitamine bewirkt eine sehr auffällige Besserung der klinischen Befunde und des ERG, welches sich wieder völlig normalisieren kann (Gouras et al. 1971, Runge et al. 1986).

Fazit

- Beim Usher-Syndrom muß die Versorgung mit Hörhilfen bis zum Cochlea-Implantat und die Frühbetreuung von Seiten der Sehbehindertenpädagogen und Logopäden rechtzeitig initiiert werden. Gegenüber anderen Erkrankungen mit Schwerhörigkeit und RP ist besonders der kausal therapiefähige M. Refsum (auch die infantile Form) abzugrenzen.
- Beim M. Refsum bietet das mit großer Regelmäßigkeit früh pathologische ERG eine entscheidende diagnostische Hilfe zur Frühdiagnose. Nur *vor* der Entwicklung einschneidender Sehverluste kann die Einleitung der Kausaltherapie den Verfall der Sehfunktion vermeiden.
- Beim M. Bassen-Kornzweig kann die Zufuhr der fehlenden Vitamine eine auffällige Besserung des klinischen Befunds und des ERG bewirken.

KAPITEL 11

Erworbene Retinopathien: Phänokopien, Pseudo-Retinitis pigmentosa

Erworbene Netzhauterkrankungen, deren konzentrisches retinales Befallsmuster heredodegenerativen Leiden entspricht, bezeichnet man als RP-Phänokopien oder Pseudo-RP. Es kann sich dabei um Intoxikationen oder Entzündungen handeln, letztere verursacht durch Infekte, infektinduzierte Immunerkrankungen, Autoaggression ohne bekannte Ursache oder tumorinduzierte Autoaggression. Seltener sind Traumen oder Hypoxien Ursachen von Pseudo-RP. Vom retinalem Pigmentepithel bis zu den inneren Netzhautschichten können zahlreiche Strukturen zum Ziel derartiger Krankheitsvorgänge werden.

Weil Phänokopien mehrheitlich therapiefähig sind, ist es wichtig, sie differentialdiagnostisch gegen RP abzugrenzen, insbesondere gegen Simplex-Fälle autosomal-rezessiver RP.

Hier kann die Elektrodiagnostik wichtige Hilfe leisten. Argumente für eine Phänokopie können sein:

- einseitiger oder stark asymetrischer Befall bei den elektrodiagnostischen Befunden und bei der Perimetrie;
- spätes Manifestationsalter mit vergleichsweise unangemessen rascher Progredienz;
- subjektive und elektrophysiologische Befunde, die für einen stärkeren Befall des photopischen als des skotopischen Systems sprechen;
- zusätzliche extraretinale (z. B. Optikusneuritis) oder extraokulare Symptomatik (z. B. Hörstörung, Riechstörung u. a. bzw. dermatologische, kardiologische, neurologische u. a. Symptomatik).

11.1 Toxische Phänokopie: Phenothiazinretinopathie

Phenothiazine, die in der Therapie der Psychosen bisher nicht verzichtbar sind, können Pigmentablagerungen in Hornhaut und Linse, besonders aber Pigmentdegenerationen am Fundus bewirken. Der Fundusbefund kann einer Makulopathie, aber auch einer peripheren Pigmentdegeneration entsprechen. Später tritt eine fleckige Choriokapillarisatrophie hinzu. Der Schaden nimmt seinen Ausgang wahrscheinlich von den Photorezeptoren (Miller et al. 1982). Die sichtbaren Fundusveränderungen gelten als irreversibel.

Die ERG-Pathologie geht der ophthalmoskopisch faßbaren Funduspathologie voraus. Damit ergibt sich die Möglichkeit einer objektiven Verifizierung der Netzhautschädigungen vor Eintritt irreversibler Veränderungen (s. a. Kap. 7)

11.2 Infektiöse Phänokopie: Rötelnretinopathie

Bei der Rötelnembryopathie kombinieren sich Funduspigmentationen vom Pfeffer- und Salz-Typ nicht selten mit Schwerhörigkeit, so daß die Fehlinterpretation als Usher-Syndrom naheliegt, falls nicht die kongenitale Katarakt die Diagnose klärt. Besteht keine Schwerhörigkeit, muß der Fundusbefund gegen die Lebersche tapetoretinale Dystrophie abgegrenzt werden. Im Verhältnis zu den sichtbaren Fundusveränderungen sind die ERG-Potentiale bei der Rötelnretinopathie wenig, beim Usher-Syndrom und bei der Leberschen tapetoretinalen Dystrophie dagegen sehr ausgeprägt pathologisch.

11.3 Infektinduzierte Immunretinopathie: perizentrale Retinitis bei Lues III

Bei Lues ist zu unterscheiden zwischen einer Form einer intraokularen Entzündung, die eine unmittelbare Folge lokaler Erregerinvasion darstellt, und einer infektinduzierten Immunerkrankung, die sich bevorzugt in Form einer perizentralen Retinitis äußert. Dieses konzentrische Befallsmuster ist charakteristisch für die immunologisch vermittelte Erkrankung, gibt andererseits aber Anlaß zur Verwechslung mit perizentraler RP. Der Fundusbefund kann RP-ähnliche (knochenkörperchenartige) oder auch fleckige Pigmentationen aufweisen oder auch keine signifikanten Fundusauffälligkeiten bieten. Der Gesichtsfeldbefund ergibt ein perizentrales Skotom.

Die ophthalmologische Elektrodiagnostik zeigt zwar pathologische EOG- und ERG-Antworten, jedoch mit wesentlich geringerer Reduktion der Amplituden, als sie bei entsprechender Gesichtsfeldeinschränkung durch RP zu erwarten gewesen wäre. Ähnliche Befunde können auch durch Borreliose hervorgerufen werden.

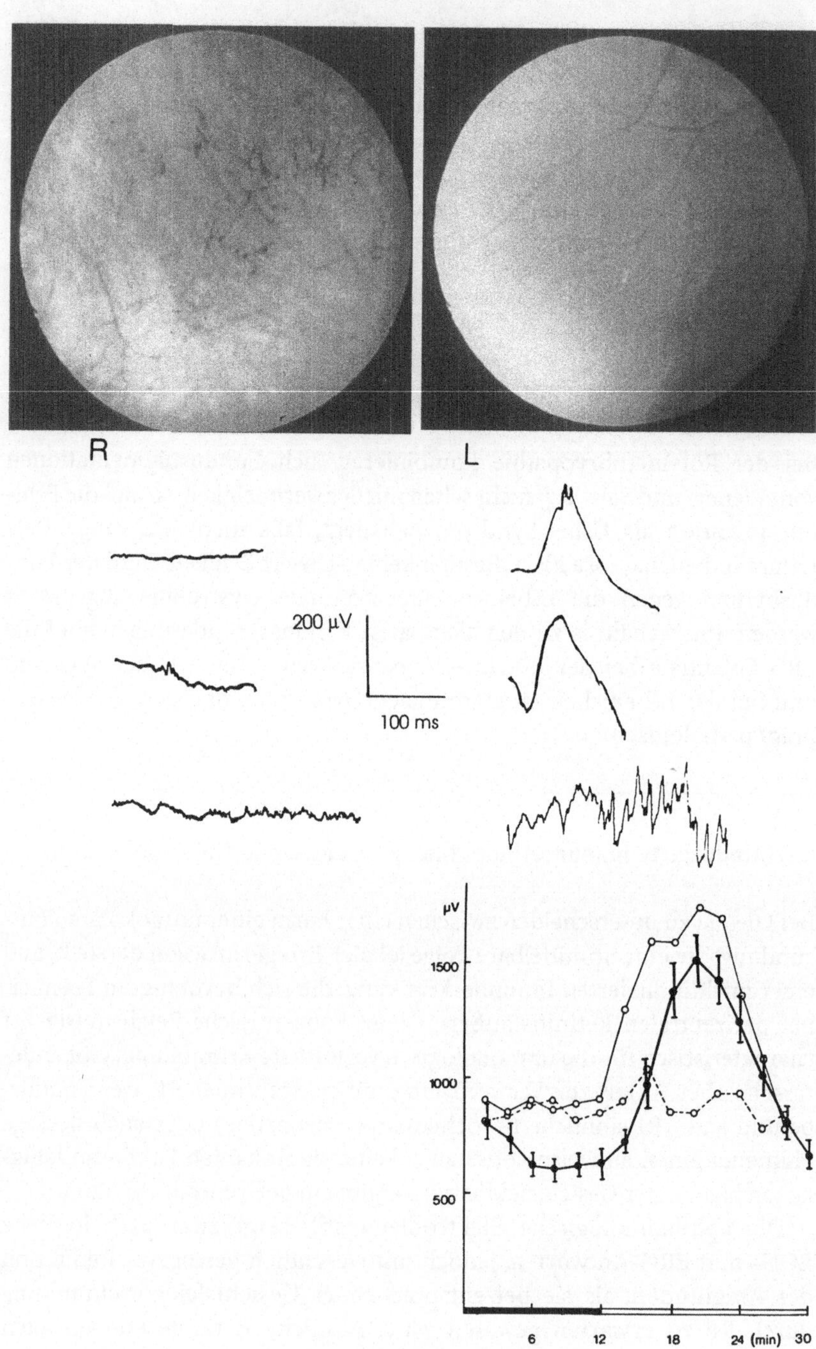
R
L
200 µV
100 ms
µV
1500
1000
500
6
12
18
24 (min)
30

11.4 Autoaggressive Phänokopie: Vogt-Koyanagi-Harada-Syndrom

Das Vogt-Koyanagi-Harada-(VKH-)Syndrom ist charakterisiert durch Chorioretinitis (evtl. mit exsudativer Netzhautablösung), Iridozyklitis, Poliosis, Vitiligo, Dysakusis und evtl. meningealem Reizzustand. Manifestationsumfang und Befallsgeschwindigkeit können außerordentlich weit variieren. Die Erkrankung kann akut verlaufen (Harada-Typ), wobei okulär die exsudative Amotio, systemisch die Meningitis im Vordergrund steht, oder sich über Jahre und Jahrzehnte hinweg in Art einer langsamen Retinitis und Perivaskulitis retinae mit konsekutiven knochenkörperchenartigen Pigmentationen entwickeln, wobei gelegentlich der Befall langfristig einseitig bleiben kann (Alezzandrini 1964). Die Differentialdiagnose „RP" wird besonders bei langsamen Verlaufsformen in die Diskussion mit einbezogen.

Die okuläre Elektrodiagnostik zeigt einen reduzierten oder fehlenden Lichtanstieg im EOG, sowie eine Pathologie der skotopischen und der photopischen Antworten im Licht-ERG. Bei seitendifferenter Manifestation finden sich auch ausgeprägte seitenunterschiedliche okuläre Elektropotentiale (Abb. 53), wie sie für die RP untypisch sind.

11.5 Karzinomassoziierte Retinopathie, CAR

Gemessen an der großen Palette der paraneoplastischen Syndrome ist die karzinomassoziierte Retinopathie (CAR) eine relativ seltene Erkrankung der Netzhaut, die sich bei bestimmten Tumoren manifestiert (Sawyer et al. 1976). Diese sind kleinzellige Karzinome der tracheobronchialen Schleim-

Abb. 53. Phänokopie der RP bei Vogt-Koyanagi-Syndrom. Patient männlich, 43 Jahre. Zunächst noch jahrelang einseitiger Befall mit typischen „Knochenkörperchen", Zellen im Glaskörper, Gesichtsfeldausfällen. Später Zeichen beginnenden Befalls des 2. (linken) Auges: Visusherabsetzung, Farbsinnstörung, Lichtempfindlichkeit. Durch Steroidzufuhr Besserung des Visus links von 0,3 auf 0,6. ERG-Potentiale rechts (*R*) an der Erfassungsgrenze, links (*L*) noch im Normbereich (Einzellichtreize von 10 cd/m^2 bzw. 1000 cd/m^2, Reizdauer 100 ms). EOG: rechts keinerlei Lichtanstieg (o--o--o), links normales EOG (o–o–o). *Gefüllte Symbole:* EOG-Mittelwertkurve der Augengesunden mit Standardabweichungen.

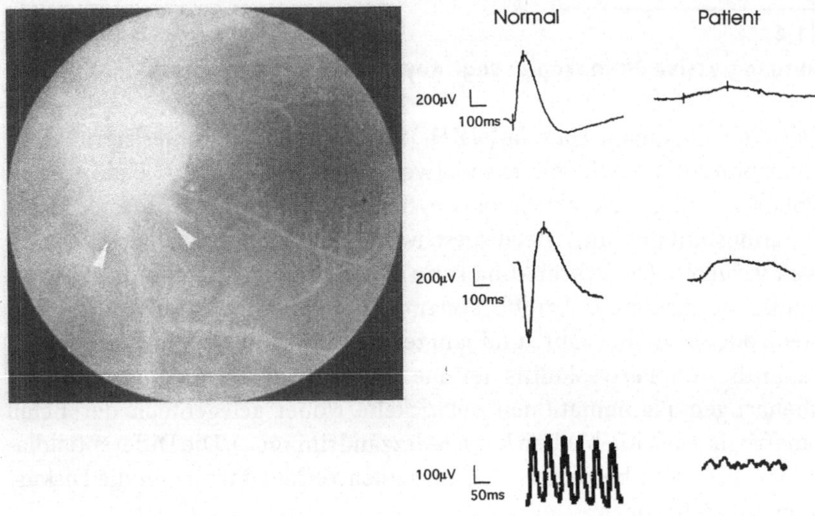

Abb. 54. CAR-Retinopathie. 53jährige Patientin mit Mammakarzinom. Sie klagte über Sehstörungen in der Dämmerung und Einschränkung ihres Gesichtsfelds. Visus 1,0. Am Fundus geringfügige Pigmentunregelmäßigkeiten und verengte Arteriolen. FAG: Leckage im Bereich der retinalen Arteriolen (*Pfeile*). ERG: skotopisch (Einzellichtreize von 10 cd/m² bzw. 1000 cd/m²) und photopisch (Flimmer-Licht, 30 Hz) erheblich reduziert. Zum Vergleich ERG eines Augengesunden unter gleichen Reizbedingungen

haut. Aber auch CAR beim Mammakarzinom oder beim Karzinoid des Cervix uteri wurden beschrieben (Holz et al. 1996). Es handelt sich um eine Photorezeptorendegeneration autoimmunologischer Genese (Keltner et al. 1983, Thirkill et al. 1987), die man mit Steroiden bis zu einem gewissen Grad beeinflussen kann. Der Funktionsverlust, bedingt durch die Retinopathie, kann sich sehr schnell oder aber auch über Jahre schleichend manifestieren. Konzentrische oder ringförmige Gesichtsfeldeinschränkungen bis dicht an die Fixierlinie und Nachtblindheit korrelieren mit dem ausgeprägt pathologischen skotopischen und photopischen ERG. Auch das EOG zeigt eine Pathologie in Gestalt eines fehlenden oder deutlich reduzierten Lichtanstiegs. Das Fundusbild kann dagegen ganz unauffällig bleiben oder nur subtile Gefäßbefunde zeigen (verengte Arterien, erweiterte Venen), was die Bedeutung der Elektrodiagnostik nur unterstreicht (Abb. 54).

11.6
Melanomassoziierte Retinopathie, MAR

Die melanomassoziierte Retinopathie (MAR) ist ein in den letzten Jahren bekannt gewordenes seltenes paraneoplastisches Syndrom (Ripps et al. 1984, Berson et al. 1988). Es manifestiert sich innerhalb von Stunden mit irreversibler Nyktalopie, kombiniert mit Visusminderung, Gesichtsfeldeinengung und Photopsien. Die pathologische b-Welle bei erhaltener a-Welle im ERG weist auf eine Störung in Höhe der Bipolarzellen hin, analog zu den Befunden bei stationärer kongenitaler Nachtblindheit. Auch das EOG ist pathologisch (Kellner et al. 1995). Wie bei der CAR wird auch bei der MAR als pathogenetische Grundlage eine Antikörperreaktion mit retinalen Antigenen angenommen (Milam et al. 1993).

11.7
Akute zonale okkulte äußere Retinopathie („acute zonal occult outer retinopathy", „AZOOR")

Unter diesem Namen wurde 1993 von Gass eine akute, periphere, umschriebene Dysfunktion der Netzhautrezeptorschicht unbekannter Genese beschrieben, die mit ein- oder beidseitiger Manifestation einhergeht. Die Betroffenen sind überwiegend Frauen jüngeren Alters (20–30 Jahre). Merkmale der Funktionsstörung sind umschriebene Gesichtsfeldausfälle mit Vergrößerung des blinden Flecks und Photophobie. Der zentrale Visus und der Farbsinn können bei einem Teil der Patienten unbeeinträchtigt bleiben. Auch eine afferente Pupillenstörung wird beschrieben (Lee et al. 1996). In dieser Phase findet man am Augenhintergrund kein anatomisches Korrelat außer Glaskörperzellen bei einem Teil der Patienten. Den Beweis des retinalen Befalls liefert hier nur das *pathologische ERG*. Sowohl skotopisch als auch photopisch sind die ERG-Amplituden in der Regel reduziert. Über ähnliche Befunde und von der „idiopatische(n) Vergrößerung des blinden Flecks" berichteten bereits Fletcher et al. (1988). Bei vielen von diesen Patienten mit irreversiblen Gesichtsfeldausfällen entwickeln sich allmählich Veränderungen des RPE (Pigmentepitheliopathie? Chorioidopathie?) als weißgelbliche, am Fundus verstreute Aufhellungen. Jedoch wurden auch viele, schon im Initialstadium mit multifokaler Chorioidopathie assoziierte AZOOR-Fälle beobachtet (Khorram et al. 1991, Callanan et al. 1992, Holz et al. 1994).

Zu AZOOR ist eine ganze Gruppe von Erkrankungen zuzuordnen (Jampel et al. 1995), die sich durch die Topographie des Befalls am Fundus unterscheiden, möglicherweise aber als gemeinsamen Schadensmechanismus eine Photorezeptorerkrankung aufweisen („multiple evanescent white dot syndrom“, MEWDS; „multifocal choroiditis“, MFC; „punctate inner choroidopathy“, PIC; „acute macular neuroretinopathy“, AMN; „acute idiopathic blind spot enlargement“, AIBSE). Allen gemeinsam ist, daß die Elektroretinographie entscheidende diagnostische Hinweise gibt, was angesichts des uncharakteristischen oder sogar fehlenden Fundusbefunds besonders wertvoll ist.

Fazit

- Als RP-Phänokopien oder Pseudo-RP werden erworbene Netzhauterkrankungen bezeichnet, deren konzentrisches retinales Befallsmuster heredodegenerativen Leiden entspricht.
- RP-Phänokopien sind mehrheitlich therapiefähig. Je früher ihre Abgrenzung gegen RP gelingt, desto erfolgreicher ist die Schadensbegrenzung.
- Ein einseitiger oder stark asymmetrischer Befall bei den elektrodiagnostischen Befunden und bei der Perimetrie, ein spätes Manifestationsalter und eine unangemessen rasche Progredienz sind wichtige Merkmale einer erworbenen Retinopathie.

KAPITEL 12

Angeborene stationäre Funktionsstörungen der Netzhaut

12.1 Kongenitale stationäre Nachtblindheit (CSNB)

Der Terminus „Hemeralopie" ist verwirrend. Er bedeutet wörtlich übersetzt „Tagblindheit". Gemeint ist aber eigentlich die „Nyktalopie", die Nachtblindheit. Am besten spricht man deshalb von „Nachtblindheit". Es lassen sich mehrere Typen von Nachtblindheit unterscheiden.

12.1.1 X-chromosomale Nachtblindheit mit Myopie

Das klinische Bild ist durch eine mittlere bis hohe Myopie mit Astigmatismus gekennzeichnet. Nicht nur die skotopischen, sondern auch die photopischen Funktionen sind gestört. Der Visus kann nahezu normal sein, ist aber bisweilen bis auf 0,2 herabgesetzt. Dann besteht häufig auch ein Nystagmus.

Die elektrophysiologischen Befunde sind durch Erhaltensein der Rezeptorantworten (a-Welle), jedoch gestörte Aktivitäten der mittleren Netzhautschichten (b-Welle) gekennzeichnet (Abb. 55). Dies koinzidiert mit den Vorstellungen über die Pathophysiologie bei der angeborenen stationären Nachtblindheit: Die Ursache liegt nicht im Fehlen des Rhodopsins, sondern in der fehlenden Signalübertragung von den Stäbchen zu den Optikusganglienzellen. Auch mit der Fundusreflektometrie kann man zeigen, daß ein normaler Rhodopsingehalt vorhanden ist (Carr et al. 1966). Überraschenderweise haben diese Patienten auch keine c-Welle (Heilig et al. 1973, Krastel et al. 1979). Das EOG zeigt dagegen keine große Pathologie.

Bei den Konduktorinnen der x-chromosomalen Nachtblindheit mit Myopie ist die Amplitude der oszillatorischen Potentiale (OP) signifikant

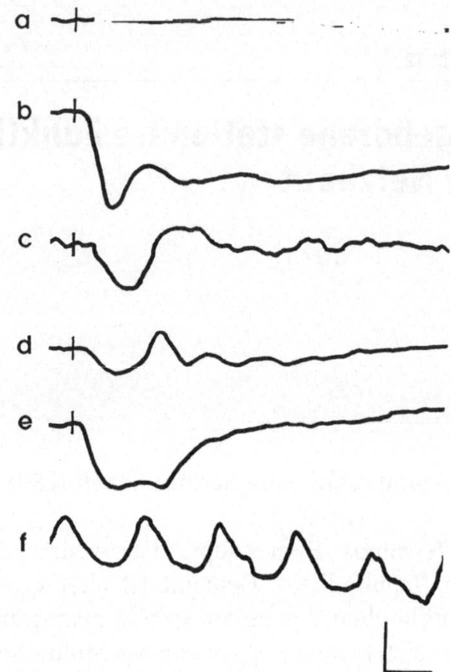

Abb. 55 a–f. ERG bei x-chromosomaler Nachtblindheit mit Myopie. Patient männlich, 19 Jahre. Skotopisch: fehlende b-Welle (**a**), auch bei Standardblitzreizung (**b**). Fehlende oszillatorische Potentiale (**c**). Photopisch: negative Konfiguration bei Blitzlichtreizung mit Rot (**d**) und Weiß (**e**). Normales Flimmer-ERG (**f**, 30 Hz). Kalibrierung: 100 µV/20 ms (skotopisches ERG) 50 µV/20 ms (photopisches ERG) und 40 µV/20 ms (OP)

reduziert (Miyake et al. 1984). Damit ergibt sich die Möglichkeit, die Konduktorinnen von den Normalen zu unterscheiden.

12.1.2
Dominante Nachtblindheit (ohne zusätzliche okuläre Pathologie)

Besonders bekannt ist hier der berühmte Stammbaum der südfranzösischen Familie Nougaret mit einem über mehrere 100 Jahre verfolgten, dominanten Erbgang und einer riesigen Zahl von 2121 untersuchten Individuen. Elektroretinographisch ist diese Art der Nachtblindheit durch stark reduzierte skotopische b-Welle bei verlangsamter a-Welle gekennzeichnet. Ursächlich wird eine Störung im Rezeptoreninnensegment angenommen; der Rhodopsingehalt ist auch hier normal (Carr et al. 1966).

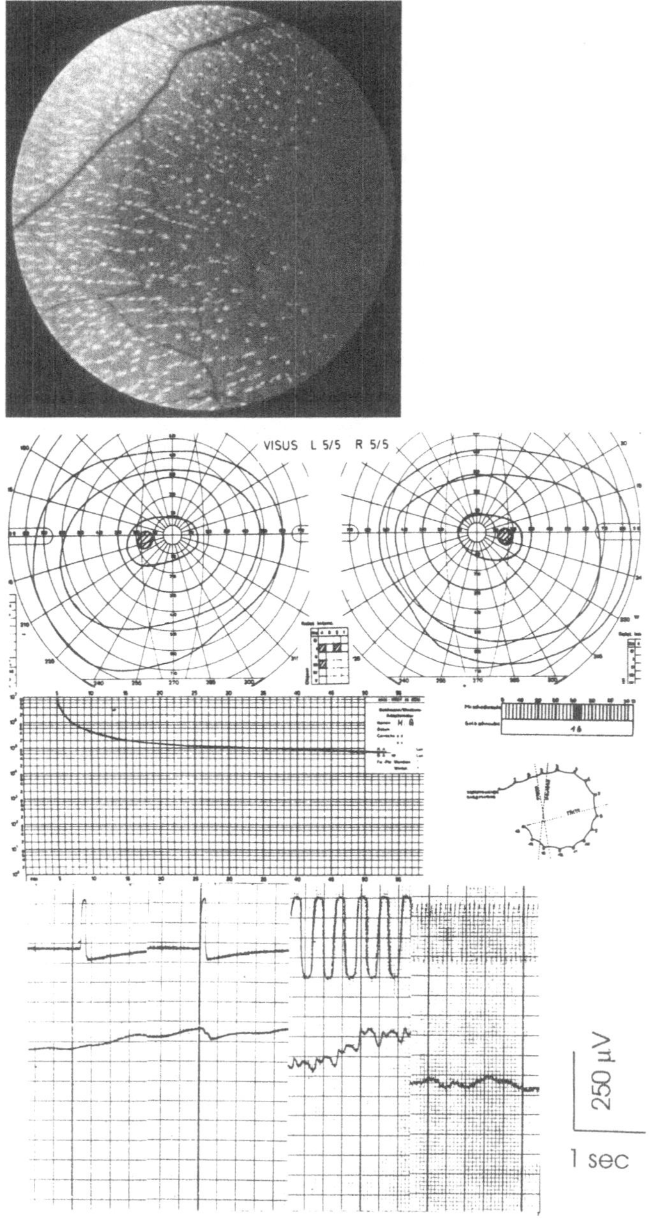

Abb. 56. Fundus albipunctatus mit Nachtblindheit. Monophasische DA-Kurve und erloschenes skotopisches ERG bei normalem Farbensehen, normalem Gesichtsfeld und normalem Visus (nach Krastel 1977)

12.1.3 Nachtblindheit mit Netzhauteinlagerungen

• Fundus albipunctatus cum nyctalopia

Als einzige Funktionsstörung wird den Patienten die Nachtblindheit schon in der Kindheit bewußt. Alle anderen Funktionen bleiben das ganze Leben intakt. Die kleinen Aufhellungen (Abb. 56), die teils im Pigmentepithel, teils in den Netzhautschichten liegen, verändern sich, wie regelmäßig durchgeführte photographische Fundusaufzeichnungen erkennen lassen (Marmor 1977). Es besteht der Verdacht, daß sie mit einer Verlangsamung des Rhodopsinstoffwechsels in Zusammenhang stehen. Die Dunkeladaptation kann nach vielen Stunden doch noch eine normale Endschwelle erreichen. Dieser Schadensmechanismus wird auch im ERG deutlich: Wenn man, wie üblich, nach relativ kurzer Adaptationszeit registriert, ist das skotopische ERG einschneidend reduziert. Nach mehreren Stunden Dunkeladaptation können jedoch nahezu normale ERG registriert werden (Bartl et al. 1977). Auch das EOG verhält sich ähnlich. Ohne vorherige Dunkeladaptation bleibt der Hellgipfel erheblich reduziert. Nach langer Dunkeladaptation jedoch, bis zu 3 h vor Beginn der Untersuchung, kann man ein völlig normales EOG registrieren (Carr et al. 1974).

• Morbus Oguchi

Außerhalb Japans wurden nur Einzelfälle beobachtet. Der Schadensmechanismus liegt in einer Herabsetzung der Stäbchenzahl. Das klinische Bild ist gekennzeichnet durch eine auffallende weiß-grau bis goldgelbe Farbe der Netzhaut im Bereich des hinteren Pols, welche nach einigen Stunden Dunkeladaptation verschwindet (Mizuo-Phänomen). Elektrophysiologisches Kriterium ist die sehr kleine skotopische b-Welle.

12.2 Stationäre Zapfendysfunktionssyndrome

Farbsinndefekte und eine reduzierte Sehschärfe bei gestörter Hellanpassung sind gemeinsame Merkmale der stationären Zapfendysfunktionssyndrome.

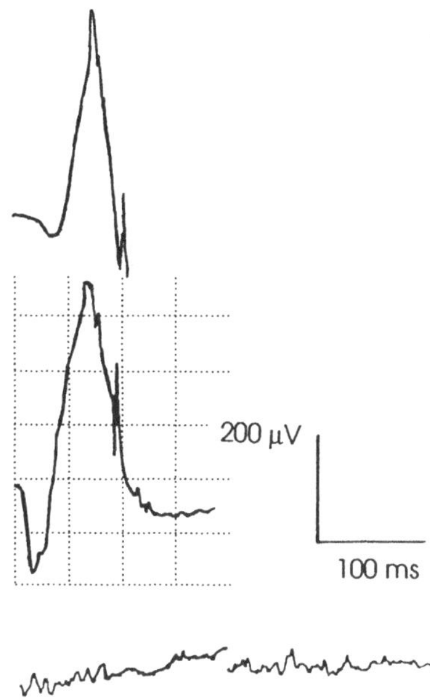

Abb. 57. ERG bei angeborener Achromatopsie. Völlig normale skotopische Potentiale auf Einzelreize (10 cd/m² bzw. 1000 cd/m², Reizdauer 100 ms). Flimmer-ERG unter der Erfassungsgrenze

12.2.1 Komplette angeborene Achromatopsie

Hier sind die elektrodiagnostischen Befunde typisch, wiewohl nicht pathognomonisch: Bei normalem skotopischem ERG sind photopische Antworten nicht faßbar (Abb. 57). Das Elektrookulogramm ist normal. Die Differentialdiagnose hat v. a. die progressive Zapfendystrophie zu berücksichtigen, in deren frühen Stadien sowohl die Elektrodiagnostik als auch die klinischen Charakteristika von jenen der Achromatopsie nicht abzuweichen brauchen (s. u.). In Fällen, in denen alle klinischen Kriterien keine sichere Entscheidung darüber zulassen, ob ein progressives Leiden oder ein stationärer Zustand vorliegt, können die spektrale Empfindlichkeit für Großfeldreize und, natürlich auch im elektrodiagnostischen Bereich, die Verlaufskontrolle weiterhelfen.

12.2.2
Inkomplette Achromatopsie

Gemeinsam mit den klinischen Merkmalen der Achromatopsie lassen sich nicht selten in größerem oder geringerem Umfang Restaktivitäten verschiedener Zapfensysteme nachweisen (Jaeger 1951, Jaeger et al. 1982). Um so näher liegt die Verwechslung mit einem progressiven Krankheitsbild, bei dem die Zapfenrestfunktion ein Stadium aus dem Prozeß progressiven Verfalls des photopischen Systems aufzeigt (Alexandridis et al. 1978). Auch bei inkompletten Achromatopsien ist das Rot-Gesichtsfeld in der Regel nicht erfaßbar, während bei Zapfendystrophien zunächst nur ein großes Zentralskotom für rot vorliegt. Natürlich ist auch bei der inkompletten Achromatopsie das EOG in allen Fällen normal. Das ERG kann Zapfenrestaktivitäten aufweisen, wobei der elektroophthalmologische Befund nicht immer eng mit den Ergebnissen der psychophysischen Funktionsproben korrelieren muß (Dodt et al. 1967).

12.2.3
„Oligocone trichromasy"

Psychophysisch können bei inkompletter Achromatopsie Restfunktionen aller 3 Zapfenrezeptoren nachweisbar sein, so daß keine Farbblindheit resultiert. Diese Restfunktion braucht jedoch im klinischen ERG nicht faßbar zu werden. Durch Summation der Antworten kann es dann aber doch gelingen, im ERG ein Korrelat der psychophysisch nachgewiesenen Zapfenrestfunktionen zu fassen (Neuhann et al. 1978). Auch bei dieser „besonders inkompletten Form“ der Achromatopsie ist das EOG normal.

12.2.4
Blauzapfenmonochromasie

Die Blauzapfenmonochromasie (Blackwell et al. 1961) entspricht phänotypisch einer Addition von Protanopie und Deuteranopie. Der Erbgang ist x-chromosomal. Zugrunde liegt eine Deletion auf dem X-Chromosom in der Nähe der Region der Gene für das rote und grüne Zapfenpigment. Da die Blauzapfen den am spärlichsten vertretenen Zapfentyp repräsentieren, gelingt dem klinischen Standard-ERG die Detektion ihrer elektrischen Antworten nicht immer zuverlässig. Dementsprechend ist das ERG photopisch ausgeprägt pathologisch oder nicht mehr erfaßbar, skotopisch dagegen normal. Auch das EOG ist erwartungsgemäß normal. Der Wert der elektroophthalmologischen Verlaufsbeobachtung wird auch an diesem Krankheitsbild deutlich.

Konduktorinnen. Trotz völlig normaler Lichtsinnesfunktion ist bei manchen Konduktorinnen die b-Wellenamplitude im Zapfen-ERG und im Flimmer-ERG reduziert (Farley et al. 1991).

KAPITEL 13

Albinismus

Albinismus ist eine hereditäre Pigmentanomalie, bedingt z.B. durch Tyrosinasemangel und der damit verbundenen ungenügenden Produktion von Melaninpigment. Für das Auge bedeutet es einen Defekt im Pigmentepithel (amelanotische Melanozyten). Man unterscheidet zwischen *generalisiertem* (okulokutanem) und *okulärem* Albinismus. Der okuläre Albinismus geht mit milden Augensymptomen einher, während die Augenbeteiligung bei generalisiertem Albinismus viel stärker ausgeprägt ist. Insgesamt ist der generalisierte Befall bei Tyrosinase-negativen Patienten deutlicher ausgeprägt als bei Tyrosinase-positiven Patienten.

Ein ganz heller Fundus, die Durchleuchtbarkeit der Iris, eine foveale Hypoplasie und dementsprechende Photophobie, ein Nystagmus und ein schlechter zentraler Visus kennzeichnen das Krankheitsbild am Auge. Offenbar bleibt die normale postnatale Entwicklung der Fovea aus. Nicht alle Haut- bzw. Augenveränderungen werden manifest. Für die Diagnose ist die Makulahypoplasie mit ihren Folgen maßgebend. Während der generalisierte Albinismus rezessiv erblich ist, wird der okuläre Albinismus x-chromosomal vererbt.

ERG/EOG

Insgesamt zeigen die Albinos eine erhöhte Sensitivität auf Licht. Diese subjektive Empfindung kann auch bei den objektiven elektrodiagnostischen Untersuchungen zum Ausdruck kommen. Die ERG-Amplituden sind, verglichen mit dem Durchschnitt, insgesamt größer, insbesondere beim roten Stimulus. Die Amplitudenzunahme ist bei okulokutanem Albinismus deutlicher als bei okulärem Albinismus. Gleichartiges Verhalten zeigt auch das Elektrookulogramm (Abb. 58). Das Verhältnis zwischen Hellwert und Dunkelwert ist in manchen Fällen zweimal so groß wie beim Normalen (Reeser et al. 1970). Der Grund dieser Lichtempfindlichkeit ist nicht geklärt. Die Vorstellung, daß das Fehlen der Pigmentschicht zur

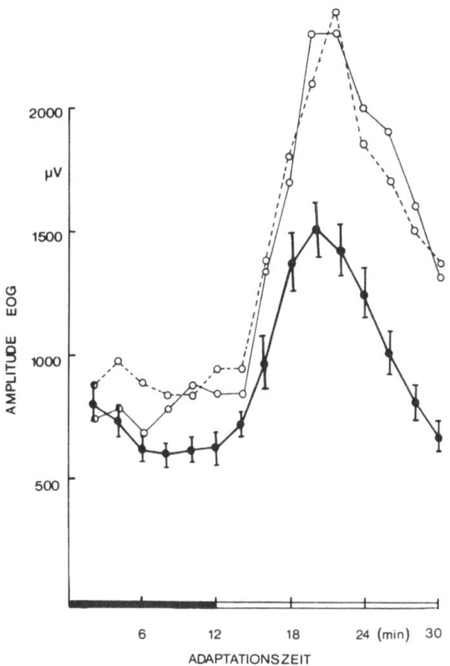

Abb. 58. Überhöhte EOG-Amplituden (*leere Symbole*) eines Patienten mit okulokutanem Albinismus. *Gefüllte Symbole:* EOG-Mittelwertkurven der Augengesunden mit Standardabweichungen. Nicht alle Patienten mit Albinismus zeigen diesen EOG-Befund

größeren Lichtstimulation führt als beim Normalen, ist nicht ganz befriedigend. Der Farbsinn und die am Adaptometer gewonnene Dunkeladaptationskurve sind in der Regel normal.

Die Konduktorinnen der x-chromosomalen okulären Albinos mit unterschiedlich ausgeprägten Pigmentierungen in der Fundusperipherie, jedoch mit normaler Funktion, haben auch normale Elektroretinogramme (Krill et al. 1963). Ausnahmsweise können Konduktorinnen auch einen erheblichen Befund mit faßbaren Funktionseinschränkungen aufweisen.

VEP

Ein interessantes, artübergreifendes Phänomen ist die Albinoanomalie der zentripetalen Projektion in der Sehbahn. Albinos haben sehr viel mehr gekreuzte als nichtgekreuzte Sehnervenfasern, was zu Irregularitäten sowohl im Corpus genitulatum laterale als auch im optischen Kortex führt. Diese Besonderheit findet sich bei allen Albinismusformen, sowohl bei den verschiedenen okulokutanen als auch bei den okulären (Kinnear et al.

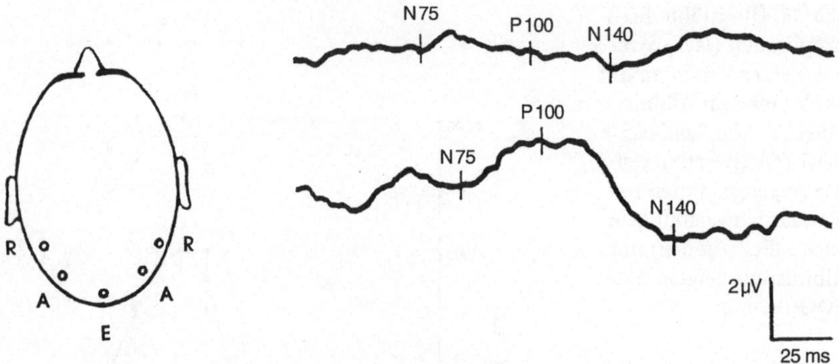

Abb. 59. VEP bei Albinismus. Deutlicher Amplitudenunterschied zwischen ipsilateraler (*oben*) und kontralateraler (*unten*) Registrierung. Umkehrmusterreizung: Kantenlänge der Muster 60′, Frequenz 2 Hz. *Links:* Elektrodenbefestigung, *R* Referenzelektrode, *A* Aktive-Elektrode, *E* Erdelektrode

1985). Mit Hilfe der visuell evozierten kortikalen Potentiale läßt sich diese Fehlprojektion der Sehbahn nachweisen. Dazu vergleicht man interokular die VEP bei Schachbrett-Ganzfeldmuster (Apkarian et al. 1983). Bei Albinos sind die VEP-Amplituden der kontralateralen Hemisphäre höher als die der ipsilateralen. Den Potentialunterschied im VEP kann man am besten mit der Muster-An-Muster-Aus-Reizung demonstrieren. Aber auch mit der Musterumkehrreizung wird der Potentialunterschied deutlich (Abb. 59).

Da das Überwiegen kreuzender Sehnervenfasern ein ausschließliches Charakteristikum des Albinismus zu sein scheint (Bach et al. 1989), gewinnt die VEP-Untersuchung zur Sicherung der Diagnose v.a. bei okulärem Albinismus eine wichtige Bedeutung.

Fazit

- Bei Albinos sind die ERG/EOG-Amplituden höher als beim Durchschnitt der Normalen. Das Überwiegen der gekreuzten Sehnervenfasern bei Albinos kann mit Hilfe des VEP nachgewiesen werden. Bei Schachbrett-Musterreizung sind die registrierten VEP-Amplituden der kontralateralen Hemisphäre höher als die der ipsilateralen.

KAPITEL 14

Myopie

Die Kenntnis des elektrodiagnostischen Befunds bei Myopie ist z. B. für eine prognostische Aussage vor einer Kataraktextraktion bei einem hochmyopen Auge von Bedeutung. Bei einer Myopie ohne degenerative Veränderungen des Augenhintergrunds sind ERG- und EOG-Befunde normal. Bei degenerativer Myopia magna ist das ERG deutlicher als das

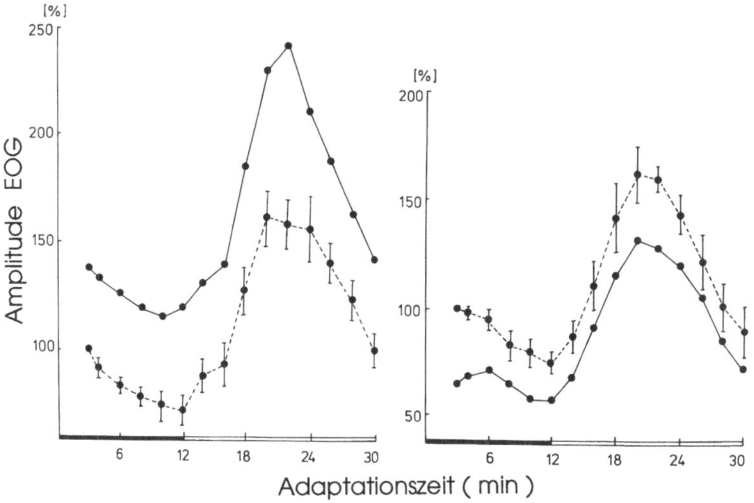

Abb. 60. EOG in Abhängigkeit von der Bulbuslänge. *Links:* Mittelwert-EOG von 9 myopen Augen (*durchgezogene Linie*) und Mittelwert-EOG von den 9 kontralateralen, weniger myopen oder emmetropen Augen (*gestrichelte Linie*). Unterschied zwischen beiden Augen wenigstens 3 dpt Standardabweichungen der Kontrollaugen. *Rechts*: Mittelwert-EOG von 9 hyperopen Augen (*durchgezogene Linie*) und Mittelwert-EOG von 9 kontralateralen, weniger hyperopen Augen mit Standardabweichungen (*gestrichelte Linie*). Unterschied zwischen beiden Augen wenigstens 2,75 dpt. *Ordinate:* EOG-Amplitude in %. 100 % = 3-min-Wert des jeweiligen Kontrollauges. *Abszisse:* Dunkeladaptation (*dunkler Teil*) bzw. Helladaptation (*weißer Teil*, 1000 cd/m²). (Nach Alexandridis et al. 1975)

EOG in Abhängigkeit vom Ausmaß des Fundusbefunds reduziert. Im ERG ist v.a. eine Relation zwischen b-Wellenreduktion und Ausmaß der Myopie erkennbar.

Die Störung im EOG bei hoher Myopie ist relativ gering und äußert sich in einem herabgesetzten Hell/Dunkel-Verhältnis. Die absolute Amplitude, die indirekt durch Augenbewegungen gewonnen wird, ist dagegen, verglichen mit Augen mit normaler Achsenlänge, höher (Alexandridis et al. 1976). Die Zunahme der Potentialamplitude mit Zunahme der Achsenlänge des Bulbus (Abb. 60) könnte man dadurch erklären, daß die Exkursionen des vorderen Augenpols bei Zunahme der Bulbuslänge – bei identischem Blickwinkel – größer werden und dadurch größere Potentialschwankungen registriert werden können, oder daß die größere Prominenz des vorderen Augenpols dafür verantwortlich ist (François et al. 1957).

Fazit

Bei hoher Myopie ist die b-Wellenamplitude im ERG in Abhängigkeit vom Ausmaß der Fundusveränderungen reduziert. Das Hell/Dunkel-Verhältnis im EOG ist relativ gering pathologisch. Die absolute Potentialamplitude im EOG steigt mit Zunahme der Bulbuslänge.

KAPITEL 15

Hereditäre degenerative Optikuserkrankungen

Die Hilfe des VEP, der adäquaten elektrodiagnostischen Untersuchung zur Differentialdiagnose von verschiedenen hereditären degenerativen Erkrankungen des Sehnervs ist sehr bescheiden. Fast alle diese Erkrankungen führen zur Optikusatrophie, d.h. sowohl zur axonalen Degeneration als auch zur Demyelinisierung der Nervenfasern. Dementsprechend werden sowohl Amplitude als auch Latenz im VEP pathologisch. Der praktizierende Augenarzt muß zur Differentialdiagnostik andere Kriterien heranziehen.

Ein Teil der erblichen Optikusatrophien geht mit anderen zerebrospinalen Läsionen einher. Sieht man von diesen ab und von denen, die sich im Rahmen von Heredodegenerationen des Zentralnervensystems (ZNS) manifestieren, dann bleiben die 4 Optikusatrophien, die ohne andere neurologische Störungen ablaufen:

- dominant-infantile Optikusatrophie,
- Leber-Optikusatrophie,
- rezessive angeborene Optikusatrophie,
- dominante angeborene Optikusatrophie.

Die beiden letztgenannten angeborenen Optikusatrophien, die zur Erblindung bzw. Schwersehbehinderung führen und immer von einem Nystagmus begleitet sind, sind extrem selten. Es bleiben praktisch 2 hereditäre degenerative Optikusatrophien, die für den Augenarzt von Bedeutung sind, und zu deren Trennung auch die Elektrodiagnostik etwas beitragen kann.

15.1 Dominante infantile Optikusatrophie (DIOA)

Die häufigste heredodegenerative Optikusatrophie, die dominante infantile Optikusatrophie, wird meist im 1. Lebensdezennium manifest. Ihr pathognomisches 1. Symptom ist die Blausinnstörung, die schon im Schulalter festgestellt wird (Jaeger 1954). Aufgrund der sehr langsamen Progredienz kann die Blausinnstörung lange Zeit das einzige Symptom bleiben, weswegen auch solche Patienten nicht selten als angeborene Tritanope diagnostiziert werden. Zur Differentialdiagnose wird neuerdings das Heranziehen des Blauzapfen-ERG empfohlen (Miyake et al. 1985). Die Visusminderung bewegt sich in der Größenordnung von 0,3–0,1. Zur anfänglichen Blausinnstörung tritt später eine Rotgrünstörung hinzu. Es entstehen bitemporale Parazentralskotome, die nicht selten falsch interpretiert werden. Die Papillenabblassung ist beidseitig und betrifft zunächst die temporale Papillenhälfte. Aufgrund der langsamen Progredienz kann es bis zu 3 Jahrzehnte dauern, bis alle Symptome erfaßbar werden (Grützner 1963, Crews et al. 1981).

VEP

Nach histologischen Untersuchungen von Johnston et al. (1979) handelt es sich um eine ursprünglich von der Netzhaut ausgehende Dystrophie, die zunächst die retinalen Ganglienzellen befällt. Die Rezeptorenschicht und die Körnerschicht der Netzhaut bleiben intakt. Deswegen läßt sich mit Hilfe des konventionellen Licht-ERG bzw. des EOG der Nachweis einer Störung nicht erbringen. Gestört ist die Amplitude im VEP (Abb. 61). Im

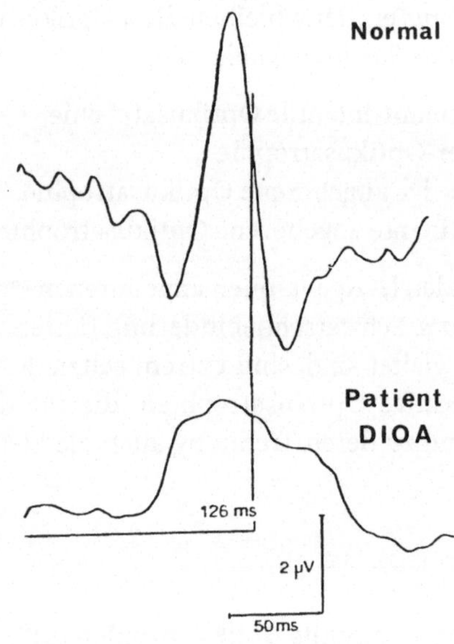

Abb. 61. VEP bei dominanter infantiler Optikusatrophie (DIOA). Reduzierte Amplitude. Verbreitertes Potential, das als Hüllkurve von Signalen normaler und pathologischer Latenzen aufzufassen ist, entsprechend dem unterschiedlichen Schädigungsgrad der einzelnen Sehnervfasern. (Nach Jaeger et al. 1985)

Gegensatz zu anderen Optikusatrophien ist diese Amplitudenstörung jedoch geringeren Ausmaßes (Crews et al. 1981, Neetens et al. 1985, Berninger et al. 1991). So bietet das VEP ein diagnostisches Kriterium, um die dominante infantile Optikusatrophie von der Leber-Optikusneuropathie zu unterscheiden. Die übrige Differentialdiagnostik erfolgt jedoch aufgrund klinischer Merkmale.

15.2 Lebersche hereditäre Optikusneuropathie (LHON)

Die Lebersche hereditäre Optikusneuropathie manifestiert sich im 2.–3. Dezennium und in der Regel mit kurzer zeitlicher Verschiebung beidseitig. Der zunächst einseitige Befall kann eine Verwechslung mit einer Optikusneuritis und einer Papillitis bewirken. Der Vererbungsmodus ist mitochondrial (Wallace et al. 1988). Deswegen wird die Erkrankung nur von weiblichen Genträgern übertragen; die Betroffenen sind überwiegend Männer.

Aufgrund des akuten, zunächst einseitigen Verlaufs der Zentralskotome, die zur erheblichen Visusreduktion meist bis unter 0,1 führen, und der Rotgrünstörung, wird die Krankheit öfter als Retrobulbärneuritis diagnostiziert und mit Steroiden behandelt. Tatsächlich ist die Ursache der Leber-Optikusneuropathie in einer Störung der Zyanidentgiftung zu suchen (Cagianut et al. 1982).

VEP/M-ERG

Wie bei Optikusneuropathien anderer Art sind Amplitude und Latenz im VEP bei der Leberschen hereditären Optikusneuropathie pathologisch, da es sich hier sowohl um eine axonale Degeneration als auch um eine Demyelinisierung handelt. Dem häufig sehr ausgeprägten Zentralskotom entsprechend kommt es zur einschneidenden Pathologie des VEP. Die Latenzverlängerung ist allerdings, verglichen mit der Retrobulbärneuritis, etwas weniger auffallend (Bronner et al. 1976). Berninger et al. (1989) fanden bei 2 Patienten eine erloschene N95-Komponente beim M-ERG, während die P50-Komponente normal war.

Klinisch nicht betroffene Genträgerinnen können mit Hilfe des VEP nicht identifiziert werden (Dorfman et al. 1977).

KAPITEL 16

Funktionelle Amblyopie

Ein funktionell amblyopes Auge hat eine ungestörte Helligkeitsempfindung, da weder das Pigmentepithel noch die Sinnesepithelien der Netzhaut betroffen sind. Folglich können Licht-ERG und EOG zur Objektivierung der Funktion eines schielamblyopen Auges nicht beitragen. Gestört sind bei Amblyopie Mustererkennung und Kontrastempfindlichkeit. Es besteht Anlaß zur Vermutung, daß bei Amblyopen Veränderungen in der Ganglienzellschicht auftreten (Ikeda et al. 1979) und daß im visuellen Kortex v.a. die für binokulares Sehen verantwortlichen Zellen zugrunde gehen bzw. daß keine binokularen Afferenzen angelegt werden (Arden et al. 1974).

VEP

Eine vermutete Störung im Binokularsehen aufgrund einer Amblyopie kann dadurch objektiv bestätigt werden, daß man VEP bei binokularer Reizung ableitet. Beim Gesunden ist die VEP-Amplitude bei binokularer Reizung im Durchschnitt um 12% größer als bei monokularer Reizung. Bei einsetiger Amblyopie dagegen ist das Ausmaß des Amplitudenzuwachses bei binokularer Reizung insgesamt geringer (Wanger et al. 1978).

Eine Korrelation zwischen Amplitudenanstieg im binokularen VEP und der Qualität des Binokularsehens besteht jedoch nicht (Teping et al. 1985).

Mit Hilfe des VEP kann man auch den Verlauf einer Amblyopiebehandlung objektiv verfolgen. Die Normalisierung der Sehschärfe unter Okklusionsbehandlung führt zur Verbesserung der VEP-Werte (Galloway et al. 1982, Sokol 1982).

M-ERG

Die M-ERG-Befunde bei Amblyopen sind widersprüchlich. Während einerseits von signifikant reduzierten M-ERG-Amplituden berichtet wird

(Persson et al. 1982, Arden et al. 1985), ein Befund der für die Lokalisation der Funktionsstörungen bei Amblyopen auf retinalem Niveau sprechen würde, konnten Hess et al. (1985) und Gottlob et al. (1987) nach Optimierung der Fixationsbedingungen für die Amblyopen keinen Amplitudenunterschied zwischen amblyopen und gesunden Augen feststellen.

Eine Störung im M-ERG bei Deprivationsamblyopie wie das Fehlen einer derartigen Störung bei Suppressionsamblyopie wären plausibel. Systematische Untersuchungen zu dieser Frage stehen noch aus.

Fazit

- ERG und EOG können zur Objektivierung der funktionellen Amblyopie nicht beitragen.
- Mit binokularer Musterreizung kann eine Störung im VEP bei Amblyopie erfaßt werden.

KAPITEL 17

Gefäßprozesse

Obwohl Gefäßprozesse des Augenhintergrunds zu erheblichen Störungen der Elektropotentiale des Auges führen, wird die Elektrodiagnostik bei diesen Erkrankungen relativ selten in Anspruch genommen, nicht nur allein deshalb, weil der klinische Befund in solchen Fällen zur Diagnose ausreicht, sondern weil mit Hilfe der elektrodiagnostischen Methoden über die Prognose bisher keine Aussagen gemacht werden können. Eine Ausnahme bildet hier das Verhalten der oszillatorischen Potentiale (OP) bei der Retinopathia diabetica.

17.1 Akute Gefäßprozesse des Augenhintergrunds

17.1.1 Retinale Gefäßverschlüsse

Seit Karpe (1945) ist bekannt, daß retinale Gefäßverschlüsse die Amplitude im ERG erheblich beeinflussen. Venen- und Arterienverschlüsse stören im ERG primär die b-Welle, wobei das Ausmaß der Störung abhängig vom Ausmaß der entstandenen Zirkulationsstörung ist. Die a-Welle bleibt besser erhalten, wird aber wegen des Verlusts der b-Welle auch besser sichtbar. Unmittelbar nach einem Arterienverschluß erlöschen zunächst die oszillatorischen Potentiale (Yonemura et al. 1963). Danach folgt die Reduzierung der b-Welle. Insgesamt ist die Amplitude der b-Welle bei Arterienverschlüssen stärker betroffen als bei Venenverschlüssen. Ist bei Venenverschlüssen die b-Welle stark reduziert, so wird eine retinale Ischämie durch kombinierten Verschluß mit entsprechend schlechter Prognose angenommen (Sabates et al. 1983, Barber et al. 1984). Die ausgeprägte Reduktion der b-Welle sowie die Verlängerung ihrer Gipfelzeit kann als Zeichen einer drohenden Rubeosis iridis angesehen werden (Johnson et al. 1988, Kaye et al. 1988). Pathologische EOG-Befunde bei retinalen Gefäßverschlüssen wurden beschrieben, sind aber nicht als konstante Symptome zu bewerten.

17.1.2 Akute ischämische Optikusneuropathie (AION)

Bei akuter ischämischer Optiksneuropathie ist das VEP erwartungsgemäß pathologisch, wobei die Störung in erster Linie die Amplitude betrifft. Damit überhaupt noch ein VEP registrierbar bleibt, muß ein zentrales Stück Gesichtsfeld funktionsfähig sein. Der für AION charakteristische, die Makula waagerecht halbierende GF-Defekt ist mit einem registrierbaren VEP ohne weiteres vereinbar. In der Regel kann man mit Hilfe der Latenz eine ischämische Optikopathie von einer Optikusneuritis/Papillitis unterscheiden. Die zur Demyelinisierung führende Optikusneuritis/Papillitis führt zu einer erheblichen Verlängerung der Latenz im VEP. Ist bei klinisch eindeutiger ischämischer Optikusneuropathie die Latenz erheblich verzögert, so kann dies als Zeichen einer Arteritis temporalis gewertet werden (Harding et al. 1980, Holder 1981).

Bei akuter ischämischer Optikusneuropathie ist der Lichtanstieg im EOG pathologisch. Als Grund dafür wird ein Ödem der Choriokapillaris in der akuten Ischämiephase angenommen (Brudet-Wickel et al. 1984). Auch über Störungen im M-ERG wird berichtet (Holder 1987), wahrscheinlich wegen absteigender Ganglienzellatrophie nach Axonverlust durch die Ischämie, wie histopathologische Untersuchungen von Lieberman et al. (1978) ergaben.

17.2 Chronische Gefäßprozesse des Augenhintergrunds

17.2.1 Diabetische Retinopathie

Ischämien durch kapilläre Verschlüsse bei der diabetischen Retinopathie betreffen die mittleren Netzhautschichten. Es sind diese Netzhautschichten, in denen die Querneurone bei Helladaptation für Hemmung und

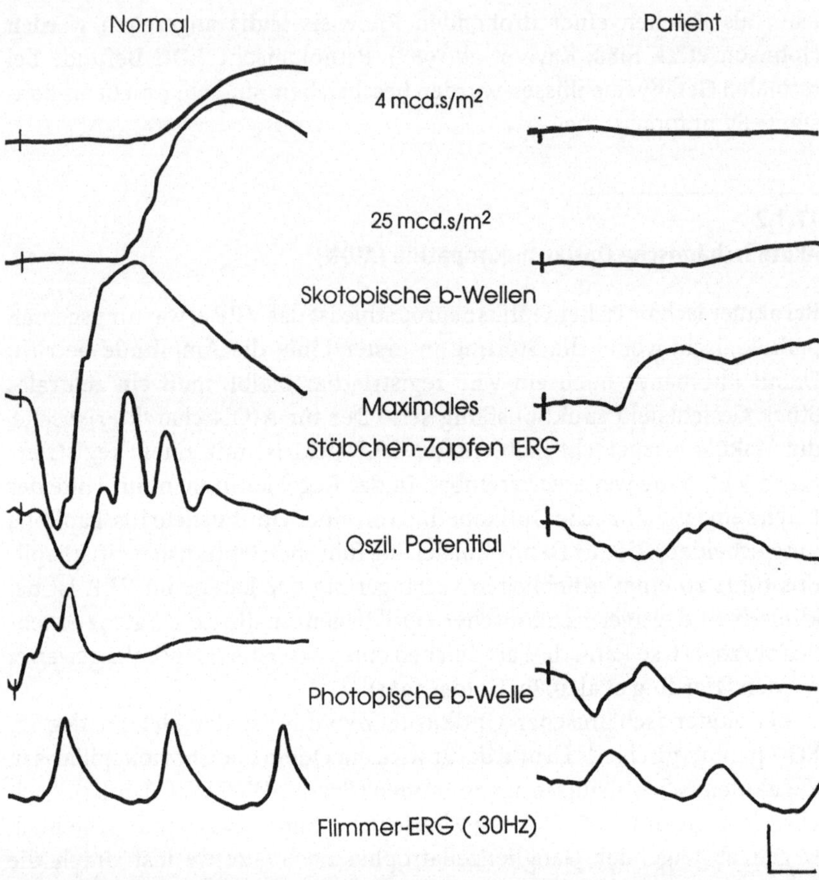

Abb. 62. ERG bei diabetischer Retinopathie. 67jähriger Patient mit präproliferativer diabetischer Retinopathie. Der Blendung im Hellen und der Sehstörung in der Dämmerung entsprechend ist das ERG skotopisch und photopisch pathologisch. Pathologische oszillatorische Potentiale. *Links:* ERG eines gleichaltrigen Gesunden. Kalibrierung: 100 μV/20 ms (Einzelreiz-ERG), 50 μV/20 ms (Flimmer-ERG) bzw. 40 μV/10 ms (OP)

Kontrastverstärkung, bei Dunkeladaptation für Summation und Lichtsensitivität sorgen. Tatsächlich kommt es beim Diabetiker mit Zunahme der retinalen Ischämie auch zu einer zunehmenden Einschränkung des Adaptationsbereichs von beiden Seiten: Blendung im Hellen und Dämmerungssehstörung im Dunkeln können bei Diabetikern ganz erhebliche Ausmaße erreichen, besonders im Stadium der proliferativen Retinopathie.

Die Sehbehinderung des Diabetikers durch eine mangelhafte Adaptation, die klinisch oft unterschätzt wird, läßt sich elektroretinographisch deutlich zeigen: Die skotopischen Potentiale sind bis an die Erfassungsgrenze stark vermindert, aber auch die photopischen (Flimmer-)Antworten sind deutlich reduziert (Abb. 62). Je ausgeprägter der Fundusbefund, desto deutlicher die Potentialpathologie im ERG und auch im EOG. Prognostische Aussagen in den Frühstadien der Retinopathie sind jedoch mit ERG/EOG nicht möglich.

Nicht verwunderlich ist, daß nach panretinaler Laserkoagulation ein im stärksten Maß beeinträchtigtes skotopisches und photopisches ERG und ein stark reduzierter bis fehlender Lichtanstieg im EOG resultieren (Seiberth et al. 1987).

Oszillatorische Potentiale (OP)

Die oszillatorischen Potentiale (sowohl Amplitude als auch Gipfelzeit) werden bei der diabetischen Retinopathie selektiv früh gestört, wobei diese Störung in manchen Fällen der ophthalmoskopisch sichtbaren Retinopathie vorausgehen kann (Yonemura 1963, van der Torren et al. 1993). Für die Untersuchung der diabetischen Retinopathie wird in der Regel die Summe aller OP zusammen als OP-Amplitude angegeben. Die OP-Amplitude nimmt in Abhängigkeit vom Schweregrad der Retinopathie ab. Bei Patienten mit Zeichen einer drohenden proliferativen Retinopathie ist die OP-Amplitude deutlicher reduziert als bei Patienten ohne Zeichen von proliferativer Retinopathie (Bresnik et al. 1987). Pathologische oder erloschene OP noch vor dem Auftreten der Retinopathie müssen als Zeichen einer sehr schlechten Prognose angesehen werden (Brunette et al. 1970). Bei pathologischen OP beträgt die Progressionsrate zur proliferativen Retinopathie nach Bresnik et al. (1984) 28 % nach 1 Jahr und 52 % nach 2 Jahren. Bei normalen OP dagenen ist die Progressionsrate 0 % nach 1 und 7 % nach 2 Jahren. Nach Simonsen (1980) läßt sich bei jugendlicher Diabetes aufgrund der pathologischen OP die Manifestation einer proliferativen Retinopathie in den nächsten 5–6 Jahren voraussagen.

17.2.2 Fundus hypertonicus

Nur bei sehr fortgeschrittenen Stadien, die mit deutlicher Arteriosklerose einhergehen, kann ein pathologisches ERG beobachtet werden. Bei

Dialysepatienten mit renaler Hypertonie wurde eine fortschreitende Reduktion der a- und b-Wellenamplitude beobachtet (Svěrák et al. 1984), die als Ausdruck chronischer Ischämie durch kumulative retinale Mikroinfarkte zu deuten ist. Neben den hypertonischen Netzhautveränderungen wird als Ursache auch die Hyperurikämie angesehen. Nach einer Nierentransplantation zeigte sich eine signifikante Restitution beider Amplituden.

17.2.3 Aderhautsklerose

ERG und EOG sind – immer in Abhängigkeit vom Ausmaß der Aderhautsklerose – zwar reduziert, jedoch deutlich erfaßbar, womit auch eine differentialdiagnostische Abgrenzung gegenüber der Chorioideremie oder Atrophia gyrata möglich ist (s. a. Kap. 9).

Fazit

- Eine erhebliche Reduktion der b-Wellenamplitude und die Verlängerung ihrer Gipfelzeit nach Zentralvenenverschlüssen deuten auf die drohende Rubeosis iridis hin.
- Im Verdachtsfall kann man mit Hilfe der VEP-Latenz eine akute ischämische Optikopathie von einer Papillitis/Optikusneuritis trennen.
- Die Dunkel- und Helladaptationsstörung bei diabetischer Retinopathie läßt sich elektroretinographisch belegen.
- Die oszillatorischen Potentiale bilden einen Parameter zur prognostischen Aussage bei der diabetischen Retinopathie.

KAPITEL 18

Fundustumoren

Bei Fundustumoren können die Elektropotentiale des Auges, abhängig vom Ausmaß der Fundusveränderungen, unspezifisch und ohne eine differentialdiagnostische Bedeutung gestört sein. Eine Ausnahme bildet hier das Verhalten des Bestandspotentials (EOG) bei malignen Melanomen.

Das maligne Melanom (MM) der Aderhaut ist eine der wenigen primären Erkrankungen des Auges, die lebensbedrohlich ist. Differentialdiagnostisch muß es von Pseudomelanomen wie Nävi, Läsionen des Pigmentepitels, subretinalen Neovaskularisationen und anderen Tumoren abgegrenzt werden. Die Wahrscheinlichkeit einer Fehldiagnose wird in der Literatur zwischen 2 und 20% angegeben (Davidorf et al. 1983). Am häufigsten kommt es zur falsch-positiven Diagnose in dem Sinn, daß Aderhautnävi als maligne Melanome diagnostiziert werden.

EOG

Das EOG bietet hier eine sehr wertvolle Hilfe. Während bei allen differentialdiagnostisch in Frage kommenden primären Fundusveränderungen das Hell/Dunkel-Verhältnis im EOG unbeeinflußt bleibt, registriert man beim MM mit oder ohne Begleitamotio stets einen reduzierten bis fehlenden Hellanstieg (Bohar et al. 1976, Staman et al. 1980, Markoff et al. 1981). Besonders sicher ist diese Aussage beim Vergleich der EOG-Befunde des erkrankten und des intakten kontralateralen Auges (Abb. 63). Allerdings, bei einer ziliarkörpernaher Lokalisation des MM, wurde normales EOG registriert (McCormick et al. 1996).

Das *ERG* bleibt beim malignem Melanom normal, solang es nicht zu einer exudativen Amotio kommt.

Fazit

Das EOG bietet eine zuverlässige differenzialdiagnostische Möglichkeit, das maligne Melanom von den Pseudomelanomen des Fundus zu trennen. Am sichersten ist diese Aussage beim Vergleich des Hell/Dunkel-Verhältnisses des erkrankten und des intakten Auges.

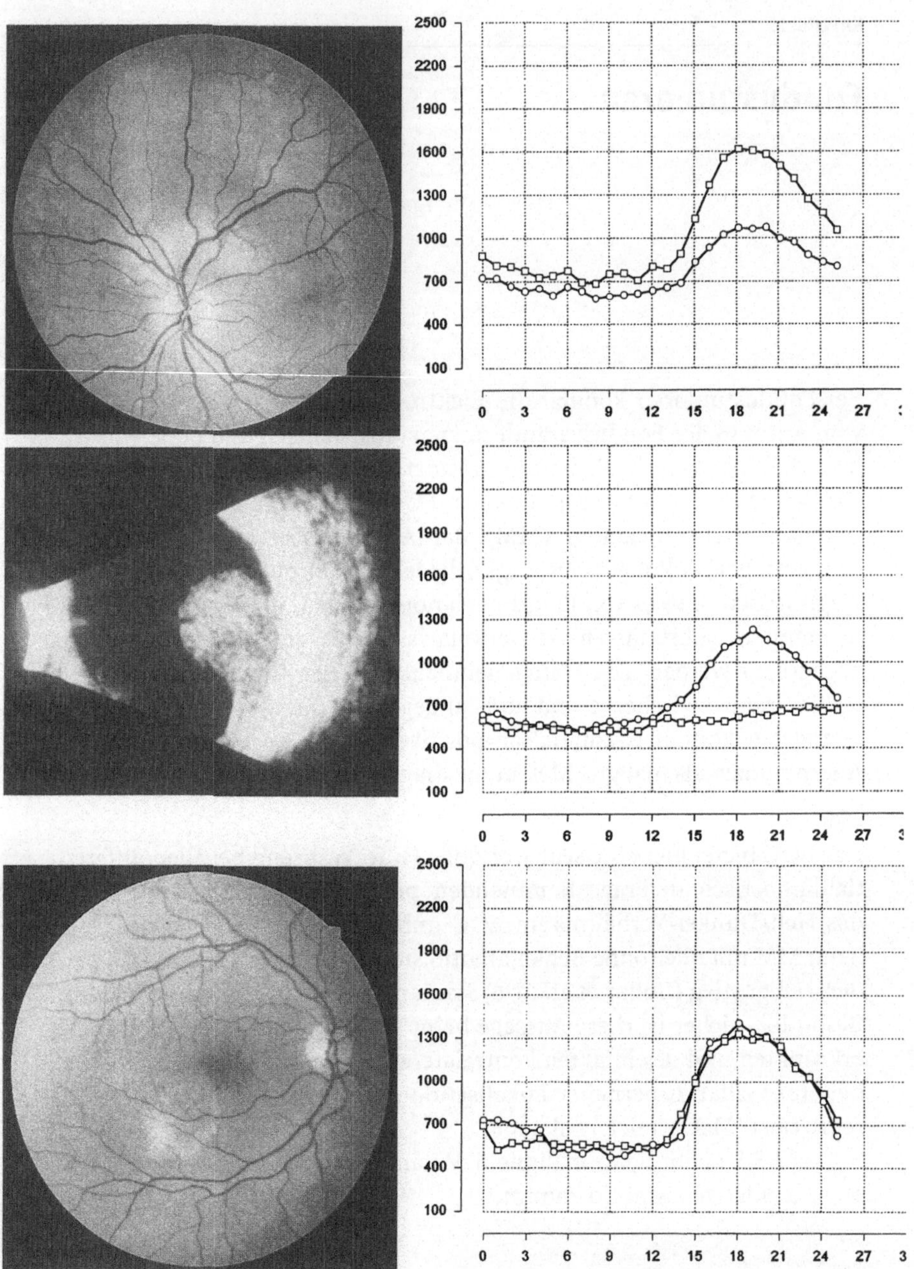

Abb. 63. EOG bei Aderhautmelanom. *Oben* und *Mitte:* Aderhautmelanome unterschiedlicher Ausprägung. Im EOG reduzierter bzw. fehlender Lichtanstieg. *Unten:* normales EOG beim Aderhautnävus

KAPITEL 19

Netzhautablösung

19.1 Präoperative Diagnostik

Gemeinsam mit der Ultraschalldiagnostik ist der Ausschluß einer Amotio bei getrübten Medien mittels der ophthalmologischen Elektrodiagnostik von Bedeutung. Sowohl das ERG als auch der lichtabhängige Teil des EOG sind um so mehr gestört, je größer die Ausdehnung der Netzhautablösung ist. Jedoch gibt es weder einen typischen Potentialbefund für die Netzhautablösung noch läßt sich eine Beziehung zwischen Potentialabfall und Ausmaß bzw. Lokalisation der Netzhautablösung herstellen. Das Basispotential im Elektrookulogramm bildet hier u. U. eine Ausnahme.

ERG

Da die Ablösung auch die Rezeptorschicht der Netzhaut betrifft, sind im ERG sowohl a-Welle als auch b-Welle reduziert. In der Regel ist das skotopische ERG deutlicher betroffen als das photopische. Auch Latenz und Gipfelzeit der Potentialwerte werden verlängert.

Bei totaler Netzhautablösung ist das ERG - unabhängig von der Ablösungsdauer - erloschen. Das bedeutet, daß ein erloschenes ERG die Vermutung einer totalen Netzhautablösung unterstützt, aber nichts über die Prognose aussagt, weder was die anatomische noch was die funktionelle Heilung betrifft.

EOG

Auch das Elektrookulogramm wird durch die Netzhautablösung beeinflußt. Erwartungsgemäß wird der Hellanstieg in erster Linie reduziert, da dieser Teil im EOG von den Stoffwechselvorgängen zwischen Pigmentepithel und Netzhautrezeptorschicht abhängig ist. Das Basispotential bleibt davon zunächst unberührt. Sind jedoch im EOG sowohl der Hellanstieg als auch das Basispotential reduziert oder erloschen, muß man entweder hinter der abgelösten Netzhaut ebenfalls eine Abhebung der Aderhaut vermuten (Alexandridis 1970, Abb. 22), was mit Hilfe der Ultraschalldiagnostik ausgeschlossen werden kann, oder aber die Netzhautablösung besteht bereits eine sehr lange Zeit (van den Torren et al. 1981). Ein solcher Befund bedeutet trotz einer anatomisch erfolgreichen Operation eine schlechte Prognose für die postoperative Netzhautfunktion.

19.2 Postoperative Diagnostik

Präoperativ ist es mit Hilfe der Elektrodiagnostik kaum möglich, einen signifikanten Unterschied zwischen Amotio mit abgelöster Makula und Amotio ohne Makulabeteiligung festzustellen. Anders ist dies Verhalten jedoch postoperativ. Während sich bei Patienten mit peripherer Amotio das ERG und das EOG postoperativ zeitlich parallel erholen und in der Regel nach einer relativ langen Zeit (über mehrere Monate) den Potentialwerten des intakten Auges entsprechen, bessert sich bei Amotio mit Makulabeteiligung nur das ERG deutlich. Das EOG bleibt bei den meisten der Patienten auch nach Jahren pathologisch (Alexandridis 1984). Der Grund dafür liegt wahrscheinlich in dem erheblichen Einfluß des hinteren Pols auf die Entstehung des lichtabhängigen Teils im EOG (s. a. Kap. 3).

Die persistierende Funktionsstörung der ehemals abgelösten Makula kommt auch in der verlängerten Erholungszeit nach Lichtbelastung zum Ausdruck (Krastel et al. 1980 a).

19.3 Diagnostik nach Silikonölinstillation

Im Auge befindliches Silikonöl (aufgrund einer internen Tamponade) verursacht eine erhebliche Abnahme der ERG- und EOG-Potentiale. Vermutlich ist hier ein Isolationseffekt des Silikonöls die Ursache und nicht eine toxische Wirkung, wie ursprünglich angenommen wurde. Nach Entfernung des Silikonöls erholen sich beide Potentiale allmählich wieder (Thaler et al. 1986).

Die elektroophthalmologischen Befunde bei Silikonöltamponade sind ein Argument dafür, daß mit dem ERG und dem EOG Ionenströme und nicht Felder gemessen werden.

Fazit

- Bei der Netzhautablösung sind ERG- und EOG-Potentiale gestört. Ein erloschenes ERG unterstützt die Vermutung einer totalen Netzhautablösung, besagt aber nichts über die Prognose einer operativen Behandlung.
- Nach Wiederanlegung einer peripheren Amotio ohne Makulabeteiligung zeigen beide Potentiale eine parallele Restitution. Nach Heilung der Amotio mit Makulabeteiligung bleibt das EOG auch nach Jahren meist pathologisch.
- Silikonöl im Auge verhindert aufgrund von Isolationseffekten die Registrierung der ERG-und EOG-Potentiale.

KAPITEL 20

Glaukom

Glaukome führen zur Schädigung der Netzhautganglienzellen mit ihren Axonen. Das Licht-ERG und das EOG bleiben bei solchen Läsionen in der Regel unbeeinflußt, so daß ihre Prüfung zur Objektivierung des Glaukoms ohne Belang bleibt. Zwar wird in der Literatur hin und wieder über ein subnormales ERG bei fortgeschrittenen Glaukomstadien mit atrophischer Papille (Fazio et al. 1986) und bei Optikusatrophien anderer Ätiologien (Feinsod et al. 1971) berichtet und als eventueller Grund dafür eine retrograde transsynaptische Atrophie postuliert; jedoch bilden solche Befunde kein Korrelat in der Glaukomdiagnostik.

Nach Einführung der VEP-, besonders aber der M-ERG-Untersuchung in die Ophthalmologie gewinnt die Elektrodiagnostik beim Glaukom allmählich an Bedeutung. Es ist vorläufig nicht abzusehen, daß solche Untersuchungen beim Glaukom zur Routine werden, da die Diagnose mit Druckmessung, Gesichtsfeldprüfung und Papillenbeurteilung, seit wenigen Jahren auch mit der Laser-Scanning-Tomographie (Burk et al. 1992), viel sicherer gestellt werden kann. Auch die Feststellung einer Blausinnstörung als Glaukomschaden gelingt oft noch vor der Manifestation der Gesichtsfeldausfälle (Übersicht bei Krastel et al. 1991), ist jedoch nicht immer von einer medien- oder makulabedingten Blausinnstörung zu trennen. Tatsächlich zeigen sich Defekte in der Lichtsinnperimetrie erst dann, wenn bereits 40–50% der Optikusnervenfasern atrophiert sind (Quigley et al. 1982). Elektrodiagnostische Befunde, die bereits vor Auftreten perimetrischer Defekte pathologisch sind, werden so verständlich (Pfeiffer et al. 1991).

VEP

Die Hoffnung, daß mit Hilfe des VEP neurale Läsionen beim Glaukom frühzeitig feststellbar sein könnten, hat sich zunächst nicht erfüllt. Zwar werden beim Glaukom eine Amplitudenreduzierung (Bartl 1978) und v.a. eine Latenzverlängerung (Sokol et al. 1981) festgestellt; jedoch sind diese

Parameter meist nur dann gestört, wenn bereits Gesichtsfeldausfälle vorhanden sind. Da jedoch das Glaukom zunächst parazentrale und periphere Gesichtsfeldanteile betrifft, sind die VEP-Befunde in Frühstadien nicht sehr massiv. Beim Muster-VEP beginnt die Latenzverlängerung erst, nachdem relative Zentralskotome manifest werden. Jedoch gelang es in den letzten Jahren, mit farbigen Musterkontrastreizen schon in Frühstadien des Glaukoms Latenzverlängerungen im VEP festzustellen (Shih et al. 1991). Auch Korth (1996) fand die blau-gelbe Musterstimulation besonders geeignet, um glaukomatöse Schäden zu erfassen.

M-ERG

Daß zwischen der Reduktion des Muster-ERG und einem glaukomatösen Schaden ein Zusammenhang besteht, gilt inzwischen als gesichert. Mit dem M-ERG gelingt es leichter, ein elektrodiagnostisches Korrelat des Glaukomschadens zu erfassen (Abb. 64), als mit dem M-VEP. Bekanntlich repräsentiert das Muster-VEP ganz überwiegend die Funktion der Gesichtsfeldmitte. Diese bleibt bei Glaukomen aber besonders lang erhalten. Für die Erfassung der perizentralen Defekte ist das M-ERG besser geeignet (Howe et al. 1984), da in seinen Antworten die Netzhautmitte weniger bevorzugt wird als beim VEP. Außerdem lassen sich in M-ERG-Registrierungen auch Hinweise auf den oft postulierten diffusen Netzhautschaden bei Glaukomen finden (Bach et al. 1991).

Zweifelsohne ist das M-ERG dabei, sich als adjuvante Methode zur (Früh-) Erfassung glaukomatöser Schäden zu etablieren. Doch ist es wich-

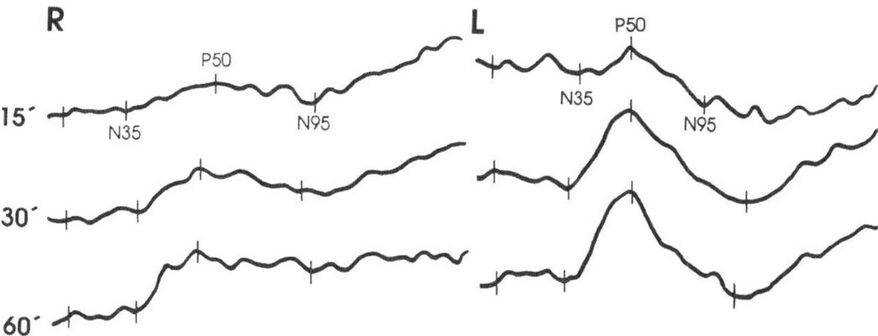

Abb. 64. M-ERG beim Glaukom. 65jähriger Patient mit einseitigem Glaukom rechts. Voller zentraler Visus, nasaler Ausfall im Gesichtsgfeld, Papille 0,7–0,8 exkaviert. M-ERG-Potentiale bei allen Kantenlängen der dargebotenen Muster erheblich reduziert. Normales M-ERG links

tig, unspezifische Einflüsse auf die Registrierung zu berücksichtigen. Zu solchen unspezifischen Einflüssen gehören die mangelhafte Abbildung des Musters durch trübe Medien oder mangelhafte Photorezeption und eine intraretinale Bildverarbeitung durch Retinopathien.

Fazit

- Die klinischen Untersuchungsmethoden – Augeninnendruckmessung, Gesichtsfeld, Papillenbeurteilung – bilden z.Z. die sicherste Methode der Glaukomdiagnostik.
- Das M-ERG ist dabei, sich als adjuvante Methode zur Früherfassung glaukomatöser Schäden zu etablieren.
- Die VEP-Untersuchung hat die Erwartungen auf eine Frühdiagnostik noch vor der Manifestation von Gesichtsfelddefekten bisher nicht erfüllt.

KAPITEL 21

Simulation und Aggravation

Je größer der angegebene Sehverlust, desto einfacher ist der Nachweis einer Simulation. Gibt der Patient einen einseitigen Sehverlust an, so kann dies leicht mit Prüfung auf ein afferentes Pupillendefizit („swinging flashlight test") verifiziert werden. Ist die Fixation bds. intakt, läßt sich die beidäugige Funktion leicht mit dem 4-dpt-Prisma-Basis-außen-Test beweisen. Auch bei angeblicher beidseitiger voller Erblindung kann man, sofern die Fixation nachweisbar ist und die Pupillenlichtreflexe normal sind, davon ausgehen, daß es sich um eine Simulation handelt. Bei kortikaler Amaurose sind die Pupillenlichtreflexe zwar noch vorhanden, ihre Empfindlichkeit ist jedoch herabgesetzt (Alexandridis et al. 1983). Diese Reduktion der Empfindlichkeit ist jedoch ohne messende Verfahren schwer abzuschätzen.

VEP

Ist ein objektiver Nachweis der Simulation notwendig, genügt keineswegs allein die Ableitung eines Elektroretinogramms. Zum Ausschluß einer Weiterleitungsunterbrechung der retinalen Sehprozesse bzw. einer kortikalen Amaurose ist eine VEP-Ableitung angezeigt.

Ein fehlendes VEP bei normalem ERG spricht für eine Läsion in der Sehbahn oder im visuellen Kortex. Ein normales VEP jedoch schließt eine kortikale Amaurose nicht immer aus. Bei Läsionen z. B. der Area 18 und 19 unter Aussparung der Area 17 (Bodis-Wollner et al. 1977), oder bei beidseitiger Läsion der Area 17 (Celesia et al. 1980) fanden die Autoren die VEP-Ableitung normal. Retrochiasmale Läsionen können also mit einem normalen VEP einhergehen, selbst wenn Gesichtsfelddefekte nachweisbar sind.

Schwieriger wird es bei der Aggravation und um so mehr, je kleiner der Unterschied zwischen angegebener und tatsächlicher Sehfunktion ist. Quantitative Aussagen über den zentralen Visus auf objektivem Wege lassen sich elektrophysiologisch nur mit Hilfe des VEP machen (Teping 1980).

Eine Beziehung zwischen Amplitudengröße und Sehschärfe kann man nicht herstellen. Es gibt nur eine Ja- oder Nein-Antwort des visuellen Zentrums auf die dargebotenen Mustergrößen. Man darf jedoch auch bei dieser Methode keine großen Anforderungen stellen. Die objektive Prüfung der Sehfunktion mit Hilfe des VEP ist nur bei guten bis sehr guten Visuswerten zuverlässig (Petersen 1984). Da das Muster-VEP durch gezieltes Fehlverhalten gestört werden kann (fehlerhafte Fixation bei kleinem Muster), ist die von Petersen empfohlene „verwürfelte" Darbietung der Mustergrößen zweckmäßig, wobei die richtige Zuordnung der Antworten dann auch eine entsprechende Rechenlogik in der Registrierung erfordert. Bei tatsächlich sehr stark herabgesetztem Visus kann man mit dem VEP keine quantitativen Aussagen machen.

Schwierig bzw. nicht anwendbar ist diese Methode in manchen Fällen, wenn z. B. die Patienten unkooperativ sind. In solchen Fällen hat man die Möglichkeit der Blitzreizung statt der Musterumkehrreizung. Mit der Blitzreizung kann man aber nur über die Latenz der Weiterleitung der Signale Aussagen machen. Die Beurteilung der Latenz mit dem Blitz-VEP ist zudem noch ungenauer als mit dem Muster-VEP (Zrenner 1984). Quantitative Funktionsaussagen sind mit dem Blitz-VEP nicht möglich.

Muster-ERG-Ableitungen zur Objektivierung des Visus sind nicht zweckmäßig, weil damit nur der periphere Teil der visusrelevanten Neuronen erfaßt wird. Davon abgesehen ist die M-ERG-Amplitude nur bei erheblich reduziertem zentralem Visus gestört. Normale M-ERG-Amplituden und ein normales VEP sollen jedoch eine Sehschärfe von nicht weniger als 0,6 bedeuten (Röver et al. 1987b).

Zur Klärung einer reduzierten Sehfunktion ohne ein okuläres Korrelat ist, neben der Elektrodiagnostik, auch ein bildgebendes Verfahren der Sehbahn anzuraten.

Fazit

Zum objektiven Nachweis einer Simulation ist, neben dem ERG, v. a. eine VEP-Ableitung angezeigt. Ein fehlendes VEP bei normalem ERG spricht für eine Unterbrechung der Weiterleitung der Sehinformation bzw. für eine kortikale Erblindung. Jedoch schließt ein normales VEP eine kortikale Erblindung nicht aus.

Literatur

Weiterführende Literatur

Arden GB (1976) The Retina-neurophysiology. In: Davson H (ed) The eye, vol 2 A, chap 7. Academic Press, New York
Armington JC (1974) The electroretinogramm. Academic Press, New York
Brown KT (1968) The electroretinogramm: Its components and their origins. Vision Res 8:633–677
Carr RE, Siegel IM (1982) Visual electrodiagnostic testing. Williams & Wilkins, Baltimore
Deutman AF (1971) The hereditary dystrophies of the posterior pole of the eye. Van Gorcum, Assen, The Netherlands
François J, De Rouck A, Cambie E, Zanen A (1974) L'électro-diagnostic des affections rétiniennes. Masson, Paris
Gass JDM (1987) Stereoscopic atlas of macular diseases. Mosby, Toronto
Heckenlively JR, Arden GB (1991) Principles and practice of clinical electrophysiology of vision. Mosby, St. Louis
Jaeger W, Alexandridis E, Kraus E, Tenner A, Käfer O (1975) Hereditäre Makuladegeneration. Ber Dtsch Ophthalmol Ges 73:695–735
Jaeger W, Alexandridis E, Kafer O, Tenner A, Kraus-Mackiw E (1977) Die heredogenerativen Erkrankungen der Netzhautperipherie. Ber Dtsch Ophthalmol Ges 74:481–529
Kolb H (1994) The architecture of functional circuits in the vertebrate retina. Invest Ophthalmol Vis Sci 35:2385–2404
Krill AE (1977) Hereditary retinal and choroidal diseases, vol 2. Harper & Row, Hagerstown
Lowitzsch K (1983) Visuell evozierte Potentiale. In: Lowitzsch K, Maurer K, Hopf HC (Hrsg) Evozierte Potentiale in der klinischen Diagnostik. Thieme, Stuttgart
Stöhr M, Dichgans J, Diener HCI, Buettner UW (1982) Evozierte Potentiale. Springer, Berlin Heidelberg New York

Zitierte Literatur

Adachi-Usami E, Kellermann FJ, Makabe R (1972) Clinical evaluation of the visual evoked response in a case of optic neuritis. Ophthalmic Res 4:343–354

Adachi-Usami E, Kuroda N, Yamamoto Y (1988) Clinical analysis of non-recordable pattern VECPs in 107 patients. Fortschr Ophthalmol 85:301-303

Adachi-Usami E, Murayama K, Yamamoto Y (1990) Electroretinograms and pattern visually evoked cortical potentials in central areolar choroidal dystrophy. Doc Ophthalmol 75:33-40

Alexander KR, Fishman GA (1984) Supernormal scotopic ERG in cone dystrophy. Br J Ophthalmol 68:69-78

Alexandridis E (1970) Veränderungen des Bestandspotentials des Auges (EOG) bei Aderhautabhebung. Klin Monatsbl Augenheilkd 157:395-399

Alexandridis E (1976) Extraretinal influences on the EOG potential. Bibl Ophthalmologica 85:86-93

Alexandridis E (1977) Elektrophysiologie bei Metallosen. In: Neubauer H, Rüssmann W, Kilp H (Hrsg) Intraokularer Fremdkörper und Metallose. Bergmann, München, S 105-110

Alexandridis E (1983) Die tapetoretinalen Degenerationen. In: Lund O-E, Waubke TN (Hrsg) Degenerative Erkrankungen des Auges. Enke, Stuttgart, S 106-111

Alexandridis E (1984) Netzhautfunktion nach operativer Behandlung der Netzhautablösung. In: Herzau V (Hrsg) Pathophysiologie des Sehens. Enke, Stuttgart, S 96-102

Alexandridis E, Dürholt V (1972) Verhalten des Bestandspotentials des Auges (EOG) bei der tapetoretinalen Degeneration. Ber Dtsch Ophthalmol Ges 71:481-486

Alexandridis E, Jaeger W (1978) Fehldiagnose „Achromatopsie" bei einem Kind, welches später an progressiver tapetoretinaler Degeneration erblindete. In: Straub W, Remler O (Hrsg) Fehler bei Untersuchungsmethoden, diagnostische Irrtümer. Bücherei des Augenarztes 73:133-138

Alexandridis E, Ariely E, Gronau G (1975) Einfluß der Bulbuslage und der Bulbuslänge auf das EOG. Graefes Arch Klin Exp Ophthalmol 194: 237-241

Alexandridis E, Krastel H, Reuther R (1983) In wieweit sind die Pupillenlichtreflexe bei der kortikalen Amaurose gestört? Fortschr Ophthalmol 80:79-81

Alezzandrini AA (1964) Manifestation unilaterale de dégénérescence tapétorétinienne, de vitiligo, de poliose, de cheveux blancs et d'hypoacusie. Ophthalmologica 147:409-419

Apkarian P, Reits D, Spekreijse H, Dorp D van (1983) A decisive electrophysiological test for human albinism. Electroencephalogr Clin Neurophysiol 55:513-531

Arden GB, Barnard WM, Mushin AS (1974) Visually evoked responses in amblyopia. Br J Ophthalmol 58:183-192

Arden GB, Barrada A, Kelsey JH (1962) New clinical test of retinal function based upon the standing potential of the eye. Br J Ophthalmol 46:449-467

Arden GB, Carter RM, Mac Farlan A (1984) Pattern and Ganzfeld electroretinograms in macular disease. Br J Ophthalmol 68:878-884

Arden GB, Vaegan, Hogg CR (1982) Clinical and experimental evidence that the pattern electroretinogram (PERG) is generated in more proximal retinal layers than the focal electroretinogram. Ann NY Acad Sci 388:580-607

Arden GB, Wooding SL (1985) Pattern ERG in amblyopia. Invest Ophthalmol Vis Sci 26:88-96

Babel J, Stangos N (1972) Intoxication rétinienne par la digitale. Bull Soc Belge Ophtalmol 160:558-566

Babel J, Stangos N, Korol S, Spiritus M (1976) Ocular electrophysiology. Thieme, Stuttgart, pp 146–162

Bach M, Kommerell G (1989) Das Überwiegen kreuzender Sehnervenfasern ist ein Charakteristikum des Albinismus, aber nicht der dissoziierten Vertikaldeviation. Fortschr Ophthalmol 86:253–255

Bach M, Birkner-Binder D, Pfeiffer N (1993) Bei beginnendem Glaukom zeigt das Musterelektroretinogramm einen diffusen, retinalen Schaden an. Opthalmologe 90:128–131

Baier C, Krastel H, Schapp O, Alexandridis E (1996) Hautelektroden-ERG bei unsedierten Kindern. Ophthalmologe 93:440–445

Barber C, Galloway NR, Reacher M, Salem H (1984) The role of the electroretinogram in the management of central retinal vein occlusion. Doc Ophthalmol Proc Series 40:149–159

Bartl G (1978) Das Elektroretinogramm und das evozierte Sehrindenpotential bei normalen und an Glaukom erkrankten Augen. Graefes Arch Klin Exp Ophthalmol 207:243–269

Bartl G, Koudelka A, Benedikt O (1977) Elektrophysiologische und fluoreszensangiographische Untersuchungen bei einem Fall von Fundus albipunctatus cum Hemeralopia congenita. Klin Monatsbl Augenheilkd 171:587–591

Bassen FA, Kornzweig AL (1950) Malformation of the erythrocytes in a case of atypical retinitis pigmentosa. Blood 5:381–387

Baylor DA (1987) Photoreceptor signals and vision. Invest Ophthalmol Vis Sci 28:34–49

Behrman J, Mishin A (1968) Electrodiagnostic findings in quinine amblyopia. Br J Ophthalmol 52:925–928

Berninger TA, Schuurmans RP (1985) Spatial tuning of the pattern ERG across temporal frequency. Doc Ophthalmol 61:17–25

Berninger TA, Arden GB, Bird AC (1989) Leber's optic atrophy. J Paediatr Genet Ophthalmol 10:211–227

Berninger T A, Jaeger W, Krastel H (1991) Electrophysiology and colour perimetry in dominant infantile optic atrophy. Br J Ophthalmol 75:49–52

Berson EL, Howard J (1971) Temporal aspects of the electroretinogram in sector retinitis pigmentosa. Arch Ophthalmol 86:653–665

Berson EL, Lessell S (1988) Paraneoplastic night blindess with malignant melanoma. Am J Ophthalmol 106:307–311

Berson EL, Gouras P, Gunkel RD (1968) Progressive cone rod degeneration. Arch Ophthalmol 80:68–75

Berson EL, Rosen JB, Simonoff GA (1979) Electroretinographic testing as an aid in detection of carriers of x-chromosome linked retinitis pigmentosa. Am J Ophthalmol 87:460–468

Berson EL, Rosner BR, Sandberg MA, Dryja TP (1991) Ocular findings in Patients with autosomal-dominant retinitis pigmentosa and a rhodopsin gene defect (Pro-23-His). Arch Ophthalmol 109:92–101

Blackwell HR, Blackwell OM (1961) Rod and cone receptor mechanisms in typical and atypical congenital achromatopsy. Vision Res 1:62–107

Bodis-Wollner I, Atkin A, Raab E, Wolkstein M (1977) Visual association cortex and vision in man: Pattern evoked occipital potentials in a blind baby. Science 198:629–631

Bohar A, Farkas A (1976) Comparative electrophysiological observations of intraocular tumors and retinal detachment. Doc Ophthalmol Proc Ser 10 : 399 – 403

Bresnick GH, Palta M (1987) Oscillatory potential amplitudes. Relation to severity of diabetic retinopathy. Arch Ophthalmol 105 : 929 – 933

Bresnick GH, Korth K, Groo A, Palta M (1984) Electroretinographic oscillatory potentials predict progression of diabetic retinopathy. Arch Ophthalmol 102 : 1307 – 1311

Brindley GS, Westheimer G (1965) The spatial properties of the human electroretinogram. J Physiol (London) 179 : 518 – 537

Brindley GS, Gardner-Medwin AR (1966) The origin of the early receptor potential of the retina. J Physiol (London) 182 : 185 – 194

Brinkley JR Jr, Dubois EL, Ryan SJ (1979) Long-term course of chloroquine retinopathy after cessation of medication. Am J Ophthalmol 88 : 1 – 11

Bronner A, Frank H, Malamet S (1976) Leber's optic neuritis and visual evoked potentials. Bull Soc Ophtalmol Fr 76 : 1127 – 1136

Brown KT, Murakami A (1964) A new receptor potential of the monkey retina with no detectable latency. Nature 201 : 626 – 628

Brudet-Wickel CLM, Lith GHM van (1984) Electrophysiology in acute anterior ischaemic optic neuropathy. Ophthalmologica 188 : 111 – 117

Brunette JR, Desrochers R (1970) Oscillatory potentials: A clinical study in diabetics. Can J Ophthalmol 5 : 373 – 380

Burns RP, Feeney-Burns L (1980) Clinico-morphologic correlation of drusen of Bruch's membrane. Trans Am Ophthalmol Soc 78 : 206 – 225

Burk ROW, Rohrschneider K, Völcker HE (1992) Dreidimentionale Biomorphometrie der Papille mittels der Laser-Scanning-Tomographie. In: Kampik A (Hrsg) Jahrbuch der Augenheilkunde 1992: Laser. Biermann, Zülpich, S 55 – 67

Cagianut B, Schnebli HP, Rhyner K, Furrer W (1982) Thiosulfat-Sulfur-Transferase-Mangel bei Lebers hereditärer Optikusatrophie. Klin Monatsbl Augenheilkd 131 : 32 – 35

Calissendorf B (1976) Melanotropic drugs and retinal functions. I. Effects of quinine and chloroquine on the sheep ERG. Acta Ophthalmol (Copenh) 54 : 109 – 128

Callanan D, Gass DM (1992) Multifocal choroiditis and choroidal neovascularization associated with the multiple evanescent white dot and acute idiopathic blind spot enlargement syndrome. Ophthalmology 99 : 1678 – 1685

Caroll WM, Kriss A, Baraitser M et al. (1980) The incidence and nature of visual pathway involvement in Friedreich's ataxia. Brain 103 : 413 – 434

Carr RE, Gouras P, Gunkel RD (1966) Chloroquine retinopathy. Arch Ophthalmol 75 : 171 – 178

Carr RE, Ripps H, Siegel JM, Wheale RA (1966) Rodopsin and the electrical activity of the retina in congenital night blindness. Invest Ophthalmol 5 : 497 – 507

Carr RE, Ripps H, Siegel JM (1974) Visual pigment kinetics and adaptation in fundus albipunctatus. Doc Ophthalmol Proc Ser 4 : 193 – 204

Celesia GG, Daly RF (1977) Effects of aging on visual evoked responses. Arch Neurol (Chic) 34 : 403 – 407

Celesia GG, Archer CR, Kuroiwa Y, Goldfader PR (1980) Visual function of the extrageniculo-calcarine system in man.Relationship to cortical blindness. Arch Neurol 37 : 704 – 706

Condon GP, Brownstein S, Wang NS, Kearns JAF, Ewing CC (1986) Congenital hereditary (juvenile x-linked) retinoschisis: Histopathological and ultrastructural findings in three eyes. Arch Ophthalmol 104:576–583
Crews SJ, Harding GFA (1981) Visual evoked potential and psychophysical findings in dominant hereditary optic atrophy. Doc Ophthalmol Proc Series 27:167–174
Crews SJ, Thompson CRS, Harding GFA (1978) The ERG and VEP in patients with eye injury. Doc Ophthalmol Proc Ser 15:203–209
Daniele S, Carbonara A, Daniele C, Restagno G, Orcidi F (1996) Pattern dystrophies of retinal pigment epithelium. Acta Opthalmol Scand 74:51–55
Davidorf F, Letson A, Weiss E, Levine E (1983) Incidence of misdiagnosed and unsuspected choroidal melanomas. A 50 year experience. Arch Ophthalmol 101:410–412
Declerq SS, Meredith PCA, Rosenthal AR (1977) Experimental siderosis in the rabbit: Correlation between electroretinography and histopathology. Arch Ophthalmol 95:1051–1058
Del Monte MA, Hu DN, Maumenee IH, Vallee D, Simell O (1982) Selective ornithine toxisity to cultured human retinal pigment epithelium. Invest Ophthalmol Vis Sci (Suppl) 22:173
Deutman AF (1969) Electro-oculography in families with vitelliform dystrophy of the fovea. Arch Ophthalmol 81:305–316
Deutmann AF, Blommenstein JDA van, Henkes HE, Waarderburg PJ, Solleveld-van Driest E (1970) Butterfly-shaped pigment dystrophy of the fovea. Arch Ophthalmol 83:558–569
Diener HC, Nowak H (1982) Sensitivität und Spezifität des VEP in einem neurologischen Krankengut. Kritische Meßparameter. In: Struppler A (Hrsg) Elektrophysiologische Diagnostik in der Neurologie. Thieme, Stuttgart, S 176–177
Dodt E (1951a) Beiträge zur Elektrophysiologie des Auges. I. Mitteilung: Über die sekundäre Erhebung im Aktionspotential des menschlischen Auges bei Belichtung. Graefes Arch Klin Exp Ophthalmol 151:672–692
Dodt E (1951b) Cone elektroretinography by flicker. Nature 168:738
Dodt E, Lith GHM van, Schmidt B (1967) Electroretinographic evaluation of the photopic malfunction in a totally colour blind. Vision Res 7:231–241
Dorey CK, Wu G, Ebenstein D, Garsd A, Weiter JJ (1989) Cell loss in the aging retina. Relationship to lipofuscin accumulation and macular degeneration. Invest Ophthalmol Vis Sci 30:1691–1699
Dorfman LJ, Nikoskelainen E, Rosenthal AR, Sogg RL (1977) Visual evoked potentials in Leber's hereditary optic neuropathy. Ann Neurol 1:565–568
Duncker G, Krastel H (1990) Ocular digitalis effects in normal subjects. Lens and Ocular Toxicity Research 7:281–303
Elenius V, Karo T (1966) Cone activity in the light-induced response of the human electrooculogram. Pflugers Arch 291:241–248
Farley MK, Heckenlively JR (1991) Blue cone monochromatism. In: Heckenlively JR, Arden GB (eds) Principles and practice of clinical electrophysiology of vision. Mosby, St. Louis, pp 753–755
Fazio DT, Heckenlively JR, Martin DA, Christensen RE (1986) The electroretinogram in advanced open-angle glaucoma. Doc Ophthalmol 63:45–54

Feinsod M, Rowe H, Auerbach E (1971) Changes in the electroretinogram in patients with optic nerve lesions. Doc Ophthalmol 29:169–200

Fletcher WA, Imes RK, Goodman D, Hoyt WF (1988) Acute idiopathic blind spot enlargement. Arch Ophthalmol 106:44–49

François J (1982) Metabolic tapetoretinal degenerations. Surv Ophthalmol 26:293–333

François J, Verriest G, de Rouck A (1957) L'electro-oculographie en tant qu'examen fonctionnel de la rétine. Progr Ophtal 7:1–67

François J, de Rouck A, Cambie E (1972) Retinal and optic nerve evaluation in quinine poisonings. Ann Ophthalmol 4:177–185

Frangieh GT, Green WR, Fine SL (1982) A histopathologic study of Best's macular dystrophy. Arch Ophthalmol 100:1115–1121

Fricker SJ (1971) Analysis of the visual evoked response by synchronous detector techniques. I. Patients with cataracts. Invest Ophthalmol 10:340–347

Galloway NR (1967) Early receptor potential in the human. Br J Ophthalmol 51:261–264

Galloway NR, Barber C (1982) Transient visual evoked potential monitoring of disuse amblyopia. Doc Ophthalmol Proc Series 31:377–383

Gass JDM (1993) Acute zonal occult outer retinopathy. J Clin Neuroophthalmol 13:79–97

Gliem H, Möller DE, Kietzmann G (1971) Der prognostische Wert von ERG und EOG bei stumpfen Traumen des Auges. Ophthalmologica 163:411–417

Goldstein EB, Berson EL (197O) Rod and cone contributions to the human early receptor potential. Vision Res 10:207–218

Good P, Gross K (1988) Electrophysiology and metallosis: Support for an oxidative (free radical) mechanism in the human eye. Ophthalmologica, Basel, pp 204–209

Gottlob I, Welge-Lüssen L (1987) Normal pattern electroretinograms in amblyopia. Invest Ophthalmol Vis Sci 28:187–191

Gouras P (1970) Electroretinography: Some basic principles. Invest Ophthalmol 9:557–569

Gouras P, Gunkel RD (1963) The EOG in chloroquine and other retinopathies. Arch Ophthalmol 70:629–639

Gouras P, MacKay CJ (1990) Electroretinographic responses of the short-wavelength-sensitive cones. Invest Ophthalmol Vis Sci 31:1203–1209

Gouras P, Carr RE, Gunkel RD (1971) Retinitis pigmentosa in abetalipoproteinaemia. Effects of Vitamin A. Invest Ophthalmol 10:784–793

Gouras P, Eggers HM, Mac Kay CJ (1983) Cone dystrophy, nyctalopia and supernormal rod responses: A new retinal degeneration. Arch Ophthalmol 101: 718–724

Groneberg A, Teping C (1980) Topodiagnostik von Sehstörungen durch Ableitung retinaler und kortikaler Antworten auf Umkehr-Kontrastmuster. Ber Dtsch Ophthalmol Ges 77:409–415

Grützner P (1963) Über Diagnose und Funktionsstörung bei der infantilen dominant vererbten Optikusatrophie. Ber Dtsch Ophthalmol Ges 65:268–273

Grützner P (1969) Acquired color vision defects secondary to retinal drug toxicity. In: François J (ed) Occupational and medicative hazards in ophthalmology. Karger, Basel, pp 592–604

Grützner P, Alexandridis E, Täumer R (1975) Makuläre Form der diffusen tapetoretinalen Degeneration (eine Verlaufsbeobachtung). Ber Dtsch Ophthalmol Ges 73:209–213

Guillery RW (1974) Visual pathways in albinos. Sci Am 230:44–54

Halliday AM, McDonald WI, Mushin J (1972) Delayed visual evoked response in optic neuritis. Lancet I: 982–985

Halliday AM, McDonald WI, Mushin J (1973) Visual evoked response in the diagnosis of multiple sclerosis. Br Med J 4:661–664

Halopigian K, Snow J, Seiple W, Siegel I (1988) Variability in the pattern electroretinogram. Doc Ophthalmol 70:103–115

Harding GFA (1988) Neurophysiology of vision and its clinical application. In: Edwards K, Llewellyn R (eds) Optometry. Butterworths, London, pp 44–60

Harding GFA, Crews SJ, Good PA (1980) VEP in neuroophthalmic disease. In: Barber C (ed) Evoked potentials. MTP Press, Lancaster, pp 235–241

Harter MR, White CT (1968) Effects of contour sharpness and check-size on visually evoked cortical potentials. Vision Res 8:701–711

Heckenlively JR (1987) RP cone-rod degeneration. Trans Am Ophthalmol Soc 85:438–470

Heckenlively JR, Rodrigues JA, Daiger SP (1991) Autosomal dominant sectoral retinitis pigmentosa. Arch Ophthalmol 109:84–91

Heher KL, Traboulsi EI, Maumenee IH (1992) The natural history of Leber's congenital amaurosis. Ophthalmology 99:241–245

Heilig P, Thaler A, Bornschein H (1973) Slow potentials of ERG in hemeralopia congenita. Doc Ophthalmol Proc Series 2:214–224

Henkes HE (1957) Electroretinography. An evaluation of the influence of the retinal and general metabolic condition on the electrical response of the retina. Am J Ophthalmol 43:67–81

Henkes HE (1967) Electro-oculography as a diagnostic aid in phenothiazine retinopathy. Trans Ophthalmol Soc UK 87:285–287

Hennekes R (1982a) Clinical ERG finding in ethambutol intoxication. Graefes Arch Clin Exp Ophthalmol 218:319–321

Hennekes R (1982b) Clinical ERG findings in tobacco alcohol amblyopia.Graefes Arch Clin Exp Ophthalmol 219:38–39

Herrick MK, Forno LS, Egbert PR Urich H (1984) Leber's congenital amaurosis as a manifestation of infantile ceroid lipofuscinosis (Haltia-Santavuori type). Neuro-Ophthalmology 4:151–163

Hess RF, Baker CL, Verhoeve JN, Tulunay Keesey U, France TD (1985) The pattern evoked electroretinogram: its variability in normals and its relationship to amblyopia. Invest Ophthalmol Vis Sci 26:1610–1623

Holder GE (1981) The visual evoked potential in ischaemic optic neuropathy. Doc Ophthalmol Proc Series 27:123–129

Holder GE (1987) Abnormalities of the pattern electroretinogram in optic nerve lesions. Changes specific for proximal retinal dysfunction. In: Barber C, Blum T (ed) Evoked potentials III. Butterworths, London, pp 221–224

Holz FG, Kim RY, Schwartz SD, Harper CA, Wroblewski J, Arden GB, Bird AC (1994) Acute zonal occult outer retinopathy (AZOOR) associated with multifocal choroidopathy. Eye 8:77–83

Holz FG, Bellmann C, Steffen H, Noelle B, Huober J, Krastel H, Alexandridis E (1996) Carzinom-Assoziierte-Retinopathie (CAR). Ophthalmologe 94:337–342

Howe JW, Mitchell KW (1984) Simultaneous recording of pattern electroretinogram and visual evoked cortical potential in a group of patients with chronic glaucoma. Doc Ophthalmol Proc Series 40:101–107

Ikeda H, Tremain KE (1979) Amblyopia occurs in retinal ganglion cells in cats raised with convergent squint without alternating fixation. Exp Brain Res 35:559–582

Ikeda H, Franchi A, Turner G, Shilling J, Graham E (1989) Electroretinography and electro-oculography to localize abnormalities in early-stage inflammatory eye disease. Doc Ophthalmol 73:387–394

Infante R, Martin DA, Heckenlively JR (1983) Hydroxychloroquine and retinal toxicity. Doc Ophthalmol Proc Series 37:121–126

Jacobi Ph C, Rüther K, Miliczek K-D, Völker M, Zrenner E (1993) Klinische Elektroretinographie: Standardprotokoll und Normwerte. Klin Monatsbl Augenheilkd 202:27–42

Jaeger W (1951) Systematische Untersuchung über „inkomplette" angeborene totale Farbenblindheit. Graefes Arch Klin Exp Ophthalmol 150: 509–528

Jaeger W (1954) Dominant vererbte Optikusatrophie (unter besonderer Berücksichtigung der dabei vorhandenen Farbsinnstörung). Graefes Arch Klin Exp Ophthalmol 155:457–484

Jaeger W, Grützner P (1962) Der Funktionsverfall bei progressiver tapetoretinaler Degeneration (Chorioideremie). Ophthalmologica 143:305–311

Jaeger W, Krastel H (1987) Normal and defective colour vision in large field. Jpn J Ophthalmol 31:20–40

Jaeger W, Krastel H, Blankenagel A (1979) Zur Symptomatik der Zapfendystrophie. Ber Dtsch Ophthalmol Ges 76:397–408

Jaeger W, Krastel H, Seiberth V, Koelb R (1985) Ein Farbtafeltest zur Früherkennung und quantitativen Verlaufskontrolle von Ethambutol-Nebeneffekten am Sehnerv: Der „65-Test". Fortschr Ophthalmol 82:571–577

Jampol LM, Wiredu A (1995) MEWDS, MFC, PIC, AMN, AIBSE, and AZOOR: one disease or many? (Editorial) 15:373–378

Johnson MA, Marcus S, Elman MJ, McPhee TJ (1988) Neovascularisation in central vein occlusion: Electroretinographic findings. Arch Ophthalmol 106:348–352

Johnston PB, Gaster RN, Smith VC, Tripathi RC (1979) A clinico-pathologic study of autosomal dominant optic atrophy. Am J Ophthalmol 88:868–875

Kaiser-Kupfer MI, Chan CC, Markello TC, Crawford MA, Caruso RC, Csaky KG, Guo J, Gahl WA (1994) Clinical biochemical and pathologic correlations in Bietti's crytalline dystrophy. Am J Ophthalmol 118:569–582

Kakisu Y, Adachi-Usami E, Mizota A (1987) Pattern electroretinogram and visual evoked cortical potential in ethambutol optic neuropathy. Doc Ophthalmol 67:327–334

Karpe G (1945) The basis of clinical electroretinography. Acta Ophthalmol [Suppl] 24: 1–118

Kaupp VB, Koch K-W (1986) Mechanisms of photoreception in vertebrate vision. TIBS 11:43–47 (Elsevier, Amsterdam)

Kaye BS, Harding SP (1988) Early electroretinography in unilateral central retinal vein occlusion as a predictor of rubeosis iridis. Arch Ophthalmol 106:353–356

Kellner U, Foerster MH (1992) Color electroretinography. Doc Ophthalmol 80:13–23
Kellner U, Brümmer S, Foerster M H, Wessing A (1990) X-linked congenital retinoschisis. Graefes Arch Clin Exp Ophthalmol 228:432–437
Kellner U, Bornfeld N, Foerster MH (1995) Severe course of cutaneous melanoma associated paraneoplastic retinopathy. Br J Ophthalmol 79:746–752
Keltner JL, Roth AM, Chang RS (1983) Photoreceptor degeneration. Possible autoimmune disorder. Arch Ophthalmol 101:564–569
Khorram KD, Jampol LM, Rosenberg MA (1991) Blind spot enlargement as a manifestation of multifocal choroiditis. Arch Ophthalmol 109:1403–1407
Kinnear PE, Barrie J, Witkop CJ (1985) Albinism. Surv Ophthalmol 30:75–101
Knave B (1969) Electroretinography in eyes with retained intraocular metallic bodies. I: Effects on iron particles. Acta Ophthalmol Suppl 100:1–63
Knave B (1970) The ERG and ophthalmological changes in experimental metallosis in the rabbit. II. Effects of steel, copper and aluminium particles. Acta Ophthalmol 48:159–173
Kolder H (1959) Spontane und experimentelle Änderungen des Bestandspotentials des menschlichen Auges. Pflugers Arch Physiol 268:258–272
Kolder H, Brecher GA (1966) Fast oscillations of the corneoretinal potential in man. Arch Ophthalmol 75:232–237
Korth MJ (1996) Electrophysiological responses in glaucoma and ocular hypertension. XXXIV ISCEV Symposium, July 20–24, Tübingen
Korth MJ, Rix R (1985) Changes in spatial selectivity of pattern-ERG components with stimulus contrast. Graefes Arch Clin Exp Ophthalmol 223:23–28
Krastel H (1977) Fundus albipunctatus cum hemeralopia (Lauber) und atypische progressive tapetoretinale Degeneration bei einem Geschwisterpaar. Ber Dtsch Ophthalmol Ges 74:799–804
Krastel H (1993) Perimetrie mit Farbreizen. In: Gloor B (Hrsg) Perimetrie – mit besonderer Berücksichtigung der automatischen Perimetrie. Enke, Stuttgart, S 104–127
Krastel H, Alexandridis E (1980a) Recovery from macular photostress and slow retinal potentials in cured retinal detachment. Ophthalmologica 181:47–52
Krastel H, Jaeger W (1982) Large field spectral sensitivity in congenital and acquired achromatopsia. Doc Ophthalmol Proc Series 33:329–332
Krastel H, Moreland JD (1991) Colour vision deficiencies in ophthalmic diseases. In: Foster DH (ed) Inherited and acquired colour vision deficiencies. Macmillan, Basingstoke, pp 115–172
Krastel H, Jaeger W, Spiegelberg A (1979) x-chromosomale Hemeralopie: Klinik und Elektrophysiologie einschließlich Gleichspannungs-ERG bei zwei Familien. Graefes Arch Klin Exp Ophthalmol 210:55–64
Krastel H, Gertz J, Paul I, Klothman T (1980b) Beitrag der Sofortadaptation zur funktionellen Differenzierung zwischen Sehnerven- und Netzhautschäden. Ber Dtsch Ophthalmol Ges 77:379–385
Krastel H, Blankenagel A, Käfer O (1980c) Zentrale areoläre Aderhautatrophie. Ber Dtsch Ophthalmol Ges 77:931–937
Krastel H, Jaeger W, Blankenagel A, Gerbert M (1983) Spektrale Empfindlichkeit bei „Achromatopsie mit fortschreitender tapetoretinaler Degeneration“. Fortschr Ophthalmol 80:392–394

Krastel H, Anton-Lamprecht I, Alexandridis E, Tilgen W (1985) Symptomatische tapetoretinale Degeneration bei Pigmentstörungen der Haut: Ansätze zum Verständnis des Schadenmechanismus und zur Therapie. Fortschr Ophthalmol 82 : 562 – 570

Krastel H, Jaeger W, Huber J, Braun S (1986) Rasterperimetrie mit Farbreizen. Fortschr Ophthalmol 83 : 690 – 701

Krill AE, Lee GB (1963) The electroretinogram in albinos and carriers of the ocular albino trait. Arch Ophthalmol 69 : 32 – 38

Krüger CJ (1981) Der Anteil zentraler und peripherer Netzhautbezirke an der langsamen Hellschwingung im Elektrookulogramm (EOG). Ber Dtsch Ophthalmol Ges 78 : 741 – 749

Krumholz A, Weiss HD, Goldstein PJ, Harris KC (1981) Evoked responses in vitamin B_{12} deficiency. Ann Neurol 9 : 407 – 409

KubotaY, Kobota S, Kaoru A (1978) The ERG of chloroquine-induced retinopathy. The prognostic significance of abnormalities of the ERG. Doc Ophthalmol Proc Series 15 : 95 – 100

Lawwill Th (1974) The bar-pattern electroretinogram for clinical evaluation of the central retina. Am J Ophthalmol 78 : 121 – 126

Lee AG, Prager TC (1996) Acute zonal occult outer retinopathy. Acta Ophthalmol Scand 74 : 93 – 95

Lehmann D, Skrandies W (1979) Multichannel evoked potential fields show different properties of human upper and lower hemiretina systems. Exp Brain Res 35 : 151 – 159

Lieberman MF, Shahi A, Green WR (1978) Embolic ischaemic optic neuropathy. Am J Ophthalmol 86 : 206 – 210

Lisch W (1983) Hereditary vitreoretinal degenerations. Dev Ophthalmol, vol 8, Karger, Basel

Lith GHM van (1965) Simultane Bestimmung der elektroretinographischen und sensorischen Reizschwelle. Vision Res 6 : 185 – 197

Lith GHM van, Mak GTM (1974) A quantitative evaluation of the VECP in optic neuritis. Doc Ophthalmol 4 : 350 – 386

Lowitzsch K, Welkoborsky HJ (1983) „Normalisierung" des VEP bei Multipler Sklerose? Z EEG-EMG 14 : 93 – 96

Mackensen G, Stehle R, Wright M (1969) Änderungen des Ruhepotentials bei Netzhaut- und Aderhauterkrankungen. Klin Monatsbl Augenheilkd 154 : 422 – 430

Marburger C, Schöppenthau M, Kather H, Krastel H, Auffahrt GU, Alexandridis E (1995) LDH-Apheresis as therapeutical approach in Refsum's diesease. German J Ophthalmol 4, Suppl 31

Marchese AL (1991) Longitudinal electroretinogram study in patient with metallosis oculi. Doc Ophthalmol 76 : 335 – 339

Marg E (1951) Development of electro-oculography. Standing potential of the eye in registration of the eye movement. Arch Ophthalmol 45 : 169 – 185

Markoff J, Shakin E, Shields J, Augsburger J (1981) The electrooculogram in eyes with choroidal melanoma. Ophthalmology 88 : 1122 – 1125

Marmor MF (1977) Fundus albipunctatus: A clinical study of the fundus lesions, the physiologic deficit and the vitamin A metabolism. Doc Ophthalmol 43 : 277 – 302

Marmor MF, Arden GB, Nilsson SEG, Zrenner E (1989) Standard for clinical electroretinography. Arch Ophthalmol 107 : 816 – 819

Massof RW, Finkelstein D (1987) A two-stage hypothesis for the natural course of retinitis pigmentosa. Adv Biosciences 62:29-58

McCormick SA, Gentile RC, Odom JV, Farber M (1996/1997) Normal electro-oculograms in two patients with malignant melanoma of the choroid. Doc Ophthalmol 92:167-172

Meinck HM, Adler L (1982) Optikusaffektionen bei Alkohol-Abhängigkeit. Früherkennung durch das evozierte Potential. Nervenarzt 53:644-646

Meins M, Grüning G, Blankenagel A, Krastel H, Reck B, Fuchs S, Schwinger E, Gal A, (1993) Heterozygous ‚null allele' mutation in the human peripherin/RDS gene. Hum Mol Genet 2:2181-2182

Milam AH, Saari JC, Jacobson SG, Lubinski WP, Feun LG, Alexander KR (1993) Autoantibodies against retinal bipolar cells in cutaneous melanoma-associated retinopathy. Invest Ophthalmol Vis Sci 34:91-100

Miller DH, Newton MR, Poel JC van der et al. (1988) Magnetic resonance imaging of the optic nerve in optic neuritis. Neurology 38:175-179

Miller FS, Bunt-Milam AH, Kalina RE (1982) Clinical-ultrastructural study of thioridazine retinopathy. Ophthalmology 89:1478-1488

Miller RF, Dowling JE (1970) Intracellular responces of the Müller (glial) cells of the mudpuppy retina: Their relation to b-wave of the electroretinogram. J Neurophysiol 33:323-341

Miyake Y, Kawase Y (1984) Reduced amplitude of oscillatory potentials in female carriers of X-linked recessive congenital stationary night blindness. Am J Ophthalmol 98:208-215

Miyake Y, Yagasaki K, Ichikawa H (1985) Differential diagnosis of congenital tritanopia and dominantly inherited juvenile optic atrophy. Arch Ophthalmol 103:1496-1501

Monnier M, Hufschmidt JH (1951) Das Elektro-Okulogramm (EOG) und Elektro-Nystagmogramm (ENG) beim Menschen. Helv Phys Pharm Acta 91:348-366

Müller W, Haase E (1970) Inter- und intraindividuelle Streuung im EOG. Graefes Arch Klin Exp Ophthalmol 181:71-78

Neetens A, Rubbens MC (1985) Dominant juvenile optic atrophy. Ophthalmic Paediatrics and Genetics 5:79-83

Neuhann T, Krastel H, Jaeger W (1978) Differential diagnosis of typical and atypical congenital achromatopsia. Graefes Arch Klin Exp Ophthamol 209:19-28

Newell FW, Krill AE, Farkas TG (1972) Drusen and fundus flavimaculatus: Clinical, functional and histologic characteristics. Trans Am Acad Ophthalmol Otolaryngol 76: 88-100

Newman EA, Odette LL (1984) Model of electroretinogram b-wave generation. A test of the K^+ hypothesis. J Neurophysiol 51:164-182

Niemayer G, Steinberg RH (1984) Differential effects of PCo_2 and pH on the ERG and light peak of the perfused cat eye. Vis Res 24:275-280

Niemayer G. Trüb P, Schinzel A, Gal A (1992) Clinical and ERG data in a family with autosomal-dominant RP and Pro-347-Arg mutation in the rhodopsin gene. Doc Ophthalmol 79:303-311

Norren D van, Padmos P (1977) Influence of anesthetics, ethyl-alcohol, and freon on dark adaptation of monkey cone ERG. Invest Ophthalmol Vis Sci 16: 80-83

Nozaki S, Wakakura M, Ishikawa S (1983) Circadian rhythm of human electroretinograms. Jpn J Ophthalmol 27:346–352

Palimeris G, Koliopoulos J, Velissaropoulos P (1972) Ocular side effects of indomethacine. Ophthalmologica 164:339–353

Papakostopoulos D (1982) Clinical electrophysioligy of the human visual system. In: Chiarenza GA, Papakostopoulos D (eds) Clinical application of cerebral evoked potentials in pediatric medicine. Excerpta Med 200:175–182

Pearlman I (1983) Relationship between the amplitudes of the b-wave and the a-wave as a useful index for evaluating the electroretinogram. Br J Ophthalmol 67:443–448

Persson HE, Wanger P (1982) Pattern-reversal electroretinograms in squint amblyopia, artificial anisometropia and simulated excentric fixation. Acta Ophthalmol 60:123–132

Petersen J (1984) Objective determination of visual acuity by visual evoked potentials. Dev Ophthalmol 9:108–114

Pfeiffer N, Birkner-Binder D, Bach M (1991) Das Muster-ERG bei okulärer Hypertension und Glaukom. Einfluß von Karogröße, Kontrast und retinaler Exzentrizität. Fortschr Ophthalmol 88:815–818

Pugh EN, Cobbs WH (1986) Visual transduction in vertebrate rods and cones: a tale of two transmitters, calcium and cyclic GMP. Vision Res 26:1613–1643

Quigley HA, Addichs EM (1982) Quantitative studies of retinal nerve fiber layer defects. Arch Ophthalmol 100:807–814

Reeser F, Weinstein GW, Feiock KB, Oser RS (1970) Electrooculography as a test of retinal function. The normal and supernormal EOG. Am J Ophthalmol 70:505–514

Refsum S (1946) Heredopathia atactica polyneuritiformis. A familial study not hitherto described. Contribution to clinical syndrome of hereditary diseases of nervous system. Acta Psychiatr Scand Suppl 38:1–303

Richards BW, Brodstein DE, Nussbaum JJ, Ferencz JR, Maeda K, Weiss L (1991) Autosomal dominant crystalline dystrophy. Ophthalmology 98:658–665

Riggs LA, Johnson EP, Schick AML (1964) Electrical responses of the human eye to moving stimulus pattern. Science 144:567–568

Ripps H, Carr RE, Siegel IM, Greenstein VC (1984) Functional abnormalities in vincristine-induced night blindness. Invest Ophthalmol Vis Sci 25:787–794

Rouck A de, Kayembe D (1981) A clinical procedure for the simultaneous recording of fast and slow EOG oscillations. Int Ophthalmol 3:179–189

Röver J, Bach M (1987a) C-wave versus elctrooculogram in diseases of the retinal pigment epithelium. Doc Ophthalmol 65:385–391

Röver J, Bach M (1987b) Pattern electroretinogram plus visual evoked potentials: A decisive test in patients suspected of malingering. Doc Ophthalmol 66:245–251

Röver J, Schaubele G, Huttel M, Neppert S (1980) Vergleichende Untersuchungen des DC-ERGs und des EOGs bei Bestscher Maculadegeneration. Ber Dtsch Ophthalmol Ges 77:425–428

Runge P, Muller DPR, McAllister J, Calver D, Lloyd JK, Taylor D (1986) Oral vitamin E supplemets can prevent the retinopathy of abetalipoproteinaemia. Br J Ophthalmol 70:166–173

Rüther K, Zrenner E (1996) Factors that influence the increase in the electroretinogram 30-Hz flicker amplitude during light adaptation. German J Ophthalmol 5: 285–288

Sabates R, Hirose T, McMeel JW (1983) Electroretinography in the prognosis and classification of central retinal vein occlusion. Arch Ophthalmol 101: 232–235

Sandberg MA, Ariel M (1977) A hand-held, two-channel stimulator-ophthalmoscope. Arch Ophthalmol 95: 1881–1882

Sawyer RA, Selhorts JB, Zimmermann LE (1976) Blindness caused by photoreceptor degeneration as a remote effect of cancer. Am J Ophthalmol 81: 606–613

Schmidt JGH, Wasserschaff MSJ (1983) On the recovery of the electroretinogram of intravitreal iron particles. Doc Ophthalmol Proc Series 37: 293–299

Seiberth V, Alexandridis E, Feng W (1987) Function of the diabetic retina after panretinal argon laser coagulation. Graefes Arch Clin Exp Ophthalmol 225: 385–390

Shih YH, Huang ZJ, Chang CE (1991) Color pattern-reversal visual evoked potential in eyes with ocular hypertension and primary open-angle glaucoma. Doc Ophthalmol 77: 193–200

Sieving PA, Murayama K, Naarendorp F (1994) Push-pull model of the primate photopic electroretinogram: A role for hyperpolarizing neurons in shaping the b-wave. Vis Neurosci 11: 519–532

Simonsen SE (1980) The value of the oscillatory potential in selecting juvenile diabetics at risk of developing proliferative retinopathy. Acta Ophthalmol 58: 865–878

Simonsen SE, Rosenberg T (1996) Reappraisal of a short-wavelegth sensitive (S-cone) recording technique in routine clinical electroretinography. Doc Ophthalmol 91: 323–332

Sjögren H (1950) Dystrophia reticularis laminae pigmentosae retinae. Acta Ophthalmol 28: 279–295

Skoog KO, Nilsson SEG (1974) The c-wave of the human d.c. registered ERG. II. Cyclic variations of the c-wave amplitude. Acta Ophthalmol 52: 904–912

Sokol S (1982) Pattern evoked potentials in visually normal and abnormal infants and young children. Doc Ophthalmol Proc Series 31: 449–460

Sokol S, Domar A, Moskowitz A, Schwartz B (1981) Pattern evoked potential latency and contrast sensitivity in glaucoma and ocular hypertension. Doc Ophthalmol Proc Series 27: 79–86

Speros P, Price J (1981) Oscillatory potentials: History, techniques and potential use in the evaluation of disturbances of retinal circulations. Surv Ophthamol 25: 237–252

Staman J, Fitzgerald C, Dawson W, Barris M, Hood I (1980) The EOG in malignant melanomas. Doc Ophthalmol 49: 201–209

Staudacher Th, Reuther R, Rittmann M, Krastel H (1985) Die Wertigkeit der visuell evozierten Potentiale (VEP) bei Kompression der vorderen Sehbahn, speziell in der Chiasmaregion. Nervenarzt 56: 560–561

Stein R, Godel V, Nemet P (1972) Die Chloroquin-Retinopathie. Klin Monatsbl Augenheilkd 161: 183–191

Steinberg RH (1985) Interactions between the pigment epithelium and the neural retina. Doc Ophthalmol 60: 327–346

Steinberg RH, Miller SS (1979) Transport and membrane properties of the retinal pigment epithelium. In: Zinn KM, Marmor MF (eds) The retinal pigment epithelium. Harvard Univ Press, Cambridge, pp 205–225

Steinberg RH, Griff ER, Linsenmeier RA (1983) The cellular origin of the light peak. Doc Ophthalmol Proc Series 37:1–11
Stockton RA, Slaughter MM (1989) B-wave of the electroretinogram. A reflection of ON bipolar cell activity. J Gen Physiol 93:101–122
Sutter EE, Tran D (1992) The field topography of ERG components in man. I. The photopic luminance response. Vis Res 32:433–446
Svěrák J, Peregrin J, Hejcmanová D, Roszival P, Kuba M, Erben J (1984) Augenpathologie bei der chronischen Niereninsuffizienz. Sb Ved pr LFKU HRADEC KRÁLOVE 27:256–356
Tanino T, Katsumi O, Hirose T (1985) Electrophysiological similarities between two eyes with x-linked recessive retinoschisis. Doc Ophthalmol 60:149–161
Täumer R, Wichmann W, Rohde N, Röver J (1976) ERG of humans without c-wave. Graefes Arch Klin Exp Ophthalmol 198:275–289
Tawara A (1986) Transformation and cytotoxicity of iron in siderosis bulbi. Invest Ophthalmol Vis Sci 27:226–236
Teping C (1980) Klinische Anwendung der visuell evozierten kortikalen Potentiale (VECP) zur Visusbestimmung. Ber Dtsch Ophthalmol Ges 77:399–403
Teping C, Kreischer A, Silny J (1985) Binokulare Addition im VECP: Eine klinisch brauchbare Methode zur erweiterten Diagnostik des Binokularsehens? Fortschr Ophthalmol 82:207–209
Textorius O (1978) The c-wave of the human electroretinogram in central artery occlusion. Acta Ophthalmol 56:827–836
Thaler A, Heilig P (1979) Fast and slow EOG oscillations in congenital and acquired night blindness. Ophthalmol Res 11:206–211
Thaler A, Heilig P, Slezak H (1973) Elektroretinogramm und Elektrookulogramm bei juveniler Retinoschisis. Klin Monatsbl Augenheilkd 163:699–703
Thaler A, Lessel MR, Heilig P (1983) The fast oscillations of the electrooculogram in sectorial retinitis pigmentosa. Doc Ophthalmol Proc Series 37:137–141
Thaler A, Lessel MR, Gnad H, Heilig P (1986) The influence of intravitreously injected silicon oil on electrophysiological potentials of the eye. Doc Ophthalmol 62:41–46
Thirkill CE, Roth AM, Keltner JL (1987) Cancer-associated retinopathy. Arch Ophthalmol 105:372–375
Thomann U, Buchi E, Suppiger M, Kryenbuhl C, Schipper I, Spiegel R (1995) Age-dependent phenotypic expression of a pattern dystrophy of the retina. Visual loss after 50. Eur J Ophthalmol 5:107–112
Torren K van der, Mulder P (1993) Comparison of the second and third oscillatory potentials with oscillatory potential power in early diabetic retinopathy. Doc Ophthalmol 83:111–118
Torren K van der, Lith GHM van, Vijfvinkel-Bruinenga S (1981) The standing potential of the eye in retinal detachments. Doc Ophthalmol 50:337–342
Toyonaga N, Adachi-Usami E, Yamazaki H (1989) Clinical and electrophysiological findings in three patients with toluene dependency. Doc Ophthalmol 73:201–207
Valeton JM, Norren D van (1982) Intraretinal recordings of slow electrical responses to steady illumination in monkey: Retinal and pigment epithelial contributions. Vision Res 22:393–399
Wachtmeister L (1972) On the oscillatory potentials of the human ERG in light and dark adaptation. Acta Ophthalmol [Suppl] 50:116

Wachtmeister L (1983) The action of peptides on the mudpuppy electroretinogram (ERG). Exp Eye Res 37 : 429 – 437

Wakabayashi K, Yonemura D, Kawasaki K (1983) Electrophysiological analysis of Best's macular dystrophy and retinal pigment epithelial pattern dystrophy. Ophthalmic Paed Gen 3 : 13 – 17

Wallace D, Singh G, Lott MT, Hodge JA, Schnurr TG, Lezza AM, Elsas LJ, Nikoskelainen EK (1988) Mitochondrial DNA mutations associated with Leber's hereditary optic neuropathy. Science 242 : 1427 – 1430

Wanger P, Nilsson BY (1978) Visual evoked responses to pattern-reversal stimulation in patients with amblyopia and/or defective binocular functions. Acta Ophthalmol 56 : 617 – 627

Weber U, Adler K, Hennekes R (1984) Kristalline Chorioretinopathie mit marginaler kornealer Beteiligung. Klin Monatsbl Augenheilkd 185 : 268 – 271

Wehner F, Alexandridis E, Bettinger F (1970) Elektrookulographische Befunde bei Uveitis. Ber Dtsch Ophthalmol Ges 70 : 161 – 165

Weingeist Th A, Kobrin JL, Watzke RC (1982) Histopathology of Best's macular dystrophy. Arch Ophthalmol 100 : 1108 – 1114

Weleber RG (1989) Fast and slow oscillations of the electro-oculogram in Best's macular dystrophy and retinitis pigmentosa. Arch Ophthalmol 107 : 530 – 537

Wilson DJ, Weleber RG, Klein ML, Welch RB, Green WR (1989) Bietti's crystalline dystrophy. Arch Ophthalmol 107 : 213 – 221

Yannikas C, Walsh JC, MacLeod JG (1983) Visual evoked potentials in the detection of subclinical optic nerve toxic effects secondary to Ethambutol. Arch Neurol 40 : 645 – 648

Yau KW (1994) Phototransduction mechanism in retinal rods and cones. Invest Ophthalmol Vis Sci 35 : 2051 – 2058

Yonemura D, Kawasaki K (1978) Electrophysiological study on activities of neuronal and non-neuronal retinal elements in man with reference to its clinical application. Jpn J Ophthalmol 22 : 1 – 19

Yonemura D, Tsusuki K, Aoki T (1963) Clinical importance of the oscillatory potential in the human ERG. Acta Ophthalmol [Suppl] 70 : 115 – 123

Zimmerman LE, Naumann GOH (1968) Pathology of retinoschisis. In: McPherson A (ed) New and controversial aspects of retinal detachment. Harper & Row, New York, pp 400 – 423

Zonneweldt A, Lith GHM van (1980) The electrooculogram and its interindividual and intraindividual variability. Ophthalmologica 181 : 165 – 169

Zrenner E (1984) Elektrophysiologische Untersuchungen bei Neuritis n. optici und Chorioretinitis. In: Lund OE, Waubke ThN (Hrsg) Die chronisch entzündlichen Erkrankungen des Auges. Bücherei des Augenarztes 101 : 156 – 179

Zrenner E, Krüger CJ, Baier M (1981) Die Veränderungen der spektralen Empfindlichkeit bei Ethambutolschäden. Ber Dtsch Ophthalmol Ges 78 : 1031 – 1037

Zrenner E, Kohen L, Krastel H (1986) Neue Tests zum Nachweis der Funktionsstörungen bei Konduktorinnen der Chorioideremie. Fortschr Ophthalmol 83 : 602 – 608

Sachverzeichnis